U0270234

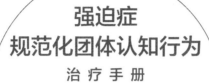

强迫症
规范化团体认知行为
治疗手册

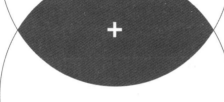

Group Cognitive Behavior therapy
of **OCD**

A Treatment Manual

范青 高睿 白艳乐 孙岩 著

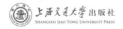

上海交通大学出版社
SHANGHAI JIAO TONG UNIVERSITY PRESS

内容提要

本书是一本为强迫症治疗师提供相关理论参考和工具材料的治疗手册。本书采用国际上最为认可的暴露反应预防技术作为基础，首先介绍了强迫症及其治疗原理，随后为团体治疗的评估及实施提供了步骤指导，接着引入真实案例让读者更加身临其境，最后为强迫症心理治疗的未来方向提供思路。本书适合精神科医生、心理治疗师、心理咨询师、强迫症患者和家属以及其他对本书感兴趣的人员阅读。

图书在版编目(CIP)数据

强迫症规范化团体认知行为治疗手册/范青等著. —上海：上海交通大学出版社,2020

ISBN 978-7-313-24085-9

Ⅰ.①强… Ⅱ.①范… Ⅲ.①强迫症-诊疗-手册 Ⅳ.①R749.99-62

中国版本图书馆 CIP 数据核字(2020)第 225466 号

强迫症规范化团体认知行为治疗手册
QIANGPOZHENG GUIFANHUA TUANTI RENZHI XINGWEI ZHILIAO SHOUCE

著　者：范青　高睿　白艳乐　孙岩
出版发行：上海交通大学出版社　　　　地　址：上海市番禺路 951 号
邮政编码：200030　　　　　　　　　　电　话：021-64071208
印　制：上海万卷印刷股份有限公司　　经　销：全国新华书店
开　本：787mm×1092mm　1/32　　　印　张：5.25
字　数：59 千字
版　次：2020 年 11 月第 1 版　　　　　印　次：2020 年 11 月第 1 次印刷
书　号：ISBN 978-7-313-24085-9
定　价：48.00 元

编委会名单

主　审　王　振　王建平

著　者　范　青　高　睿　白艳乐　孙　岩

顾　问　肖泽萍　张海音

审　校　王建玉

序 一

"强迫"这个词，在现代社会多指吹毛求疵、追求完美。偶尔、适当的强迫也许可以使工作、生活更加有规律，在一定程度上也可能对个人的发展更有帮助。但是对于另外一部分人来说，强迫意味着反反复复去想或者做一些明知没必要却又停不下来的事。当陷入这种不太能够克制的强迫时，正常的生活节奏会受到严重干扰，个人会感到非常苦恼。

尽管大家好像都听说过强迫症，但是，研究发现，其实民众对强迫症的相关评估、治疗却知之甚少。很多患者总以为自己的强迫症是独特的,没有人会跟自己一样。虽然完全一样是不太可能的,但是,流行病学调查发现,强迫及相关障碍的终生患病率为 0.8%～3%,强迫症还是相当常见的。

强迫症可以分为药物治疗和心理治疗两种主要的治疗方法,均有一定的疗效,且常常需要联合治疗。心理治疗在强迫症的治疗中占有很重要的地位,如以暴露与反应预防为代表的认知行为治疗最具有循证证据,被各国的治疗指南推荐。然而,尽管认知行为治疗有效,但面对大量的强迫症患者,具有强迫症治疗资质的心理治疗师则显得格外稀缺。将 6～10 名具有类似症状的患者集中进行团体治疗则可以很好地弥补这一方面的不足,同时也可以通过了解他人的情况消除独特感,增加相互督促,促进疗效。

范青博士及其团队所著的《强迫症规范化团体认知行为治疗手册》正是这样一本为强迫症团体治疗师提供相关理论参考和工具材料的治疗手册。该书采用国际上最为认可的暴露反应预防技术作为基础，首先介绍了强迫症及其治疗原理，随后为团体治疗的评估及实施提供了步骤指导，接着引入真实案例让读者更加身临其境，最后为强迫症心理治疗的未来方向提供了思路。

本书作者范青博士及其团队多年来一直致力于强迫症的病因机制和临床干预研究。范青博士目前是上海市精神卫生中心康复一科副主任，上海交通大学心理学博士生导师，中国医师协会精神科医师分会强迫症专业委员会委员。范青博士及其团队在强迫症心理治疗方面拥有多年临床经验。这本书的出版旨在让更多的强迫症治疗师及患者能从中获益。

希望这本书可以为那些也挣扎在强迫症深渊的人们带来一丝光亮，使他们得到帮助与慰藉，使他们重获新生。

张宁　南京医科大学附属脑科医院
中国医师协会精神医学分会强迫症
专业委员会首任主任委员
2020 年 7 月

我很高兴受邀为范青博士和高睿治疗师所著的《强迫症规范化团体认知行为治疗手册》一书作序。大约3％的中国人口在其一生中会受到强迫症的影响(Guo等,2016),其工作和社会功能都会受到严重损害。目前强迫症的有效治疗方法包括药物治疗、心理治疗及这两种治疗方法的联合治疗(Koran等,2007)。尽管如此,仍有许多患者无法获得有效治疗。导致患者无法获得治疗的一个因素是缺少有相应资质的强迫症治疗师。暴露反应预防(ERP)(Foa等,2012)是一种研究得非常充分且有效的强迫症治疗方法(Koran 等,2007)。进行团体形式的 ERP 对每个经过 ERP 培训的治疗师来说仍然是一个挑战,这要求治疗师能有效地为多个患者提供治疗。本手册提出了标准化的团体认知行为治疗方法,采用团体形式,总疗程超过 12 次。作者为如何将暴露疗法背后的情绪处理理论以团体形式应用于强迫症提供了循序渐进的指导。范青博士及高睿治疗师提出通过评估以及在团体 ERP 开始前应考虑的共病问题作为良好的治疗设置阶段的基础,以确保治疗师和提供者开始一个有效的治疗计划。然后他们逐步地提供在团体中应用 ERP 的方法,以及治疗师在治疗中可以使用的讲义和材料。此外,他们还总结了强迫症治疗领域的未来发展方向,以确保治疗师准备好应用该领域的新进展。本手册提出的团体 ERP 策略将为强迫症患者提供有效的治疗新路径。

希拉·A·M·劳赫，博士，美国专业心理学会

马克及芭芭拉·克莱因杰出精神病学教授

精神病学心理学教授

精神病学及行为科学系

埃默里大学医学院

2020 年 7 月

参考文献

[1] Guo X，Meng Z，Huang G，et al. Meta-analysis of the prevalence of anxiety disorders in mainland China from 2000 to 2015 [J]. Scientific Reports，2016,6(1),28033.

[2] Koran LM，Hanna GL，Hollander E，et al. Practice guideline for the treatment of patients with obsessive-compulsive disorder [J]. Am J Psychiatry，2007,164(7 Suppl)：5 - 53.

[3] Foa EB，Yadin E，Lichner T. Exposure and Response Prevention for Obsessive-Compulsive Disorder，Second Edition (2nd ed.) [M]. Oxford University Press，2012.

前 言

　　我和强迫症的缘分最早始于攻读博士研究生期间,跟随我的导师肖泽萍教授进行强迫症发病机制的研究。早在 1996 年,肖泽萍教授已组建研究团队,开展以强迫症为主的焦虑谱系障碍的系统研究。之后,我有幸参与张海音教授负责的上海市精神卫生中心重点特色专科——"强迫症早期识别和优化治疗专科"建设,以及上海市精神卫生中心王振副院长负责的"强迫症诊治中心"建设。在以上平台和团队的支持下,我申请到国家自然科学基金、上海市科学技术委员会等一系列项目,支持了我感兴趣的强迫症研究亚方向,如强迫症心理治疗。除了研究工作,在上海市精神卫生中心临床心理科的临床诊治实践也为我开启强迫症团体认知行为治疗(GCBT)提供了不少新的思路。

经过前期治疗实践和质性研究验证,我的团队于2014年编制完成了《强迫症团体认知行为治疗手册》,虽然研究结果显示GCBT与常规抗强迫药物治疗强迫症患者的疗效相当,但我们发现,强迫症患者入组后,在GCBT治疗前和治疗中,其脱落率为34%。为此,我一直在思考还可以做些什么以帮助强迫症患者和他们的家庭。于是我从3个方向开始了进一步的努力和拓展:第一个方向是继续完善《强迫症团体认知行为治疗手册》。我和高睿治疗师去美国宾夕法尼亚大学医学院焦虑障碍治疗研究中心进行了学习,并在埃德娜·B·

福阿(Edna B. Foa)教授的指导下,增加了患者在团体内暴露反应预防(ERP)练习的次数和频率,减少了认知治疗(CT)内容,调整了家庭健康教育在团体出现的结构等。经过这些修改,从临床实践到后续研究数据,脱落率都得到了改善。在临床实践中,我的团队也得到了北京师范大学王建平教授的指导。第二个方向是强迫症心理治疗结合东方文化。机缘巧合下,2015年经上海市精神卫生中心仇剑崟主任介绍,我参加了马克·威廉姆斯(Mark Williams)的"正念认知疗法(MBCT)工作坊",于是开启了强迫症 MBCT 的探索之旅。MBCT 被称为"认知行为治疗(CBT)第三浪潮"。在张海音教授研究项目经费支持下,团队举办了相关培训,翻译了意大利正念中心主席法布里奇奥·迪唐纳(Fabrizio Didonna)教授所著的相关治疗手册和专著,开展了相关临床研究。第三个方向是强迫症心理治疗结合人工智能和互联网医疗。在王振副院长的带领下,我加入了中国 CBT 专业组织(中国心理卫生协会 CBT 专业委员会、中国心理学会 CBT 学组、中华医学会 CBT 协作组、中国医师协会 CBT 工作组)共同组织的"计算机化的 CBT(CCBT)强迫症模块"的开发。同时,我申请到上海市卫生健康委员会面上项目,进一步进行了强迫症基于网络的 CBT 的疗效和卫生经济学研究。另外,我还有幸参加了上海市精神卫生中心徐一峰院长负责的"2018 年度上海交通大学医学院地方高水平大学建设项目-科研技术平台——精神疾病诊疗技术研究院建设(编号:2018‑yxy‑01)",本书的出版也得到了该项目的支持。

感谢上海市精神卫生中心以及各学术组织领导和专家的支持。感谢本书作者团队中的高睿、白艳乐和孙岩几位同仁,有了你们才有了这本书的诞生。最后我最想感谢的是我可爱的研究团队,他们是一群以 90 后为主的年轻医生和治疗师,包括王建玉、李小平、张宗凤、高睿、王垚、陈永军、曹璇、张飞、张骈姣、陆璐、郑悦、张天然、刘莹、周雨鑫、王凯风、叶慧玲、吕娜、李踔然、李欣、郭其辉、吴怡雯等。他们充满理想和热情,富有创造力地投入强迫症的心理治疗研究,为本书提供了研究证据的支持。

范青　上海交通大学医学院附属精神卫生中心
中国医师协会精神科医师分会
强迫症专业委员会委员
中国神经科学学会精神病学基础与临床分会
强迫障碍研究者联盟秘书长
2020 年 7 月

目　录

第一章

引 言

"我控制不住地想去一遍遍反复回忆。"

"我担心有细菌,我要不断地洗手。"

"我害怕门窗没关,我要检查。"

"我总是反复去想一些东西,我脑子很乱,我没法正常生活。"

如果你总是反反复复地去思考一些问题或者去完成一系列重复动作,并且这种行为已经干扰到了你的正常生活,那么你就要考虑是否为强迫症状所困扰。我们与强迫的关系很复杂。简而言之,在日常生活中,一些适当的强迫(细致、严谨)

会让我们的生活更加井然有序，工作更加出色。但是同强迫障碍斗争过的人都知道，事实并非那么简单。反复的思考和反复的动作等让生活陷入了困境，让人无法去工作，无法去学习，影响到了生活的方方面面。如果你已经被强迫症状所困扰，或你正在苦苦寻求解脱途径，那么这本书可能会提供你想要的方法。

一、这本书是否适合你？

本书服务于各种不同的读者群。对于接受过认知行为治疗（cognitive behavior therapy，CBT）培训但缺乏治疗强迫症经验的治疗师，本书旨在提供相关的强迫症背景，以及对强迫症患者进行CBT，尤其是暴露反应预防（exposure and response prevention，ERP）治疗的具体指导。对于那些熟悉治疗强迫症患者但不熟悉ERP的治疗师来说,这本书概述了 ERP 的基本原则,并重点介绍了如何将这种治疗方法运用于患者。对于那些习惯了个体认知行为治疗强迫症的治疗师来说,本书提供了以团体形式进行治疗的思路。对于有兴趣研究强迫症 ERP 治疗的研究人员,我们希望本书可以应用于相应的研究场景,并且得到进一步的反馈与提升。对于那些深受强迫症困扰,并正在接受 ERP 治疗的成年患者来说,本书旨在提供课后学习的辅助材料。

二、你该如何使用这本书?

对于那些深受强迫症困扰,并正在接受 ERP 治疗的成年患者来说,我们建议你按顺序阅读并且认真完成每一章的练习,以此来学习本疗法。我们即将传授你的技能是层层递进的。大部分章节都包含了"练习"和"家庭作业",为你练习和思考正在学习的内容提供指导。阅读并完成练习，以及完成章节最后部分的家庭作业，通常需要大约一周的时间。假如你需要更长的时间来完成一些章节，那也没问题。本课程最重要的部分是完成每章的练习和作业。我们建议，只有不断地练习，才是你通往成功的唯一道路。最重要的是，请在专业人士指导下完成本书所提供的练习。

三、本书的组织结构

本书由 10 章组成。第一章为引言。第二章使读者熟悉强迫症患者面临的许多问题，概述目前可用的治疗方法，并提供 ERP 治疗强迫症的理论基础和现有证据。

第三章引导强迫症 ERP 的治疗师。它解释了在正式对强迫症患者进行治疗前所需进行的评估。

第四至八章描述了团体 ERP 如何适应强迫症的"具体细节",包含相应的案例介绍及每章的家庭作业练习。第四章重点介绍了治疗的理论教育部分,即如何区分强迫思维和强迫行为,以及 ERP 治疗原理;第五章概述了如何制订暴露计划;第六、七章介绍了如何正式实施暴露;第八章描述终止治疗和预防复发。

第九章介绍了两个真实案例,包括真实暴露及想象暴露的例子。

最后,第十章概述了强迫症心理治疗的未来发展方向。

第二章

强迫症：为什么是暴露反应预防治疗？

一、什么是强迫症?

1. 流行病学

强迫症是一种以强迫思维和强迫行为为主要临床表现的精神障碍。它是一种常见的精神障碍,世界范围内报道普通人群中的终生患病率为0.8%～3%,中国报道普通人群中的年患病率为1.63%。多数研究发现,女性患病率高于男性,而低龄患儿男女之比为3.2∶1。强迫症起病早,平均发病年龄为 19～35 岁，但是症状可能在 10 岁以前就出现；儿童强迫症平均发病年龄为 9～12 岁。强迫思维或行为耗费了患者大量的时间，并引起患者社会和职业功能的下降，为患者及家属带来极大的痛苦与负担，被认为是世界十大致残性疾病之一。此外，部分强迫症患者存在消极观念和自杀企图。然而，寻求医疗帮助的强迫症患者在该病总患者人数中的比例只有 34％。患者从症状出现到确诊，平均要经历约 17 年，这说明患者可能在疾病认知和接受治疗上存在不足。强迫症患者如果未得到及时治疗，其病程会趋向慢性化，未经治疗的患者自行缓解率极低。因此，及时有效的规范化治疗对于缓解强迫症状、改善患者的生活质量和社会功能意义重大。

2. 共病

大约 56％～83％的强迫症患者与其他精神障

碍存在共病。常见的共病包括心境障碍(抑郁障碍、双相情感障碍)、焦虑障碍、人格障碍、进食障碍、物质使用相关障碍、抽动障碍和其他强迫谱系障碍。

3. 诊断

若要诊断为强迫症,要求患者存在强迫思维和(或)强迫行为(见表 2 - 1)。强迫思维或强迫行为是非常耗费时间的,并且导致了个人或家庭功能的损害。

在美国《精神障碍诊断与统计手册》(第 5 版)(*The Diagnostic and Statistical Manual of Mental Disorders*,DSM - 5)中,强迫症被移出了"焦虑障碍",并归入一个新的诊断类别,即"强迫及相关障碍",此新分类同时也包括了躯体变形障碍、囤积障碍、拔毛癖、皮肤搔抓症。

表2-1 DSM-5强迫症诊断(引自DSM-5)

A. 存在强迫思维或强迫行为,或两者同时存在。

○ 强迫思维定义如下:

(1) 反复而持续的想法、欲望或意象,在病程的某些时间被体验为闯入的和不想要的,大多数患者会引起显著的焦虑或烦恼。

(2) 患者企图忽视或者压抑这些思想、欲望、意象,或用其他思想或行动来中和它们(例如通过进行一种强迫行为)。

○ 强迫行为定义如下:

(1) 患者感到作为强迫思维的反应或按照应该刻板执行的规则而不得不进行的重复行为(如洗手、排序、核对)或精神活动(如祈祷、计数、默默地重复字词)。

(2) 这些行为或精神活动的目的在于预防或减少焦虑或苦恼,或预防出现某些可怕的事件或情景;然而这些行为或精神活动,与打算中和(或)预防的事件或情景,缺乏现实的联系或明显是过分的。

B. 这些强迫观念或强迫行为是费时的(如每天花费1小时以上),或者引起显著的烦恼,或者损害社会、职业或其他重要的功能。

C. 强迫症状不是由物质的生理效应(如物质滥用、药物)或其他躯体问题导致的。

D. 病情不能更好地由其他精神障碍的症状所解释(例如:广泛性焦虑的过度担心,躯体变形障碍对外貌的先占观念,囤积障碍——专注于储藏而无法丢弃和部分持有,拔毛癖——专注于拔毛,揭皮癖(skin picking)——专注于剥皮,刻板型活动障碍的刻板活动,进食障碍的仪式化进食行为,物质滥用及成瘾患者的物质滥用和赌博,疑病症对生病的先占观念,性欲倒错专注于性欲或性幻想,冲动控制障碍的冲动,抑

（续表）

> 郁症的反复自责,精神分裂症谱系及其他精神病性障碍的思维插入或妄想的先占观念,全面发育障碍谱系的重复动作等)。
>
> 注.
> ○ 自知力好或良好:患者认为强迫症相关信念明显或可能个是真的。
> ○ 自知力差:患者认为强迫症相关信念可能是真的。
> ○ 无自知力或妄想性信念:患者坚称强迫症相关信念是真的。
> ○ 抽动相关:患者目前存在或既往有抽动障碍。

4. 评估

需要对强迫症的发生、发展、既往治疗过程、患者躯体情况以及社会心理相关因素进行全方面评估,具体详见第三章"治疗前评估访谈"。

强迫症状评估除了强迫症状清单,在治疗开始、结束和(或)治疗中期,还需评估强迫症状的严重程度。较常见的量表是 Goodman 和 Storch 等人编制的耶鲁布朗强迫量表(the Yale-Brown obsessive-compulsive scale,YBOCS),这是一份医用半结构式评定的他评量表，包含症状清单和严重程度量表两个部分，可用于同时测量强迫症状是否存在及症状的严重程度，被视为行业的"金标准"。YBOCS 在中国强迫症患者中具有很好的信度和效度，在临床和科学研究中得到了广泛应用。

本团队也最先翻译和引入强迫症状自评量表佛罗里达强迫问卷（Florida obsessive-compulsive inventory，FOCI）。FOCI 是 Goodman 团队在 YBOCS 基础上发展的强迫症状自评问卷，分为两个部分——强迫症状清单和严重程度量表。症状清单有 20 个项目。相对 YBOCS 的 58 条症状清单和 10 条严重程度表，FOCI 有更简洁的结构，所用时间也会更短、更高效。研究表明，FOCI 在不同语言和文化背景下都具有较好的信度和效度。

二、强迫症的心理治疗及其研究证据

目前强迫症的一线治疗是认知行为治疗(CBT)和(或)选择性5羟色胺再摄取抑制剂(5-HT selective serotonin reuptake inhibitors, SSRIs)。可以依据以下情况来选择采用单独的CBT或SSRIs治疗,还是联合治疗:症状的严重程度,是否伴发精神或躯体疾病,既往治疗情况,是否可获得及时的CBT,可供选择的药物治疗,患者个人对治疗的偏好。

研究及指南表明,CBT,尤其是ERP,是治疗强迫症有效的一线选择,类似或优于药物治疗。CBT通过个体或团体的方式均能有效进行,也可以通过自我暴露、自助手册、电话和基于网络的项目进行。

CBT的效果在随访中发现可以持续1~5年。

心理治疗联合药物治疗优于单一药物治疗，但是并不优于单一认知行为疗法，数据支持将 CBT 加入药物治疗可以取得更好的长期效果。Meta 分析结果支持心理治疗对于强迫症存在有益的影响，主要是 CBT，通常包括 ERP。有研究表明，CBT 等效或优于药物治疗。CBT 的结果与着重于 ERP 或是认知元素的干预通常是类似的。

那么进行多久的 ERP 才能起效呢？研究人员对治疗的强度和持续时间进行了研究。Foa 团队描述强化 ERP 干预项目包括每次 2 小时的治疗，共 15 次，每周 5 次，共 3 周。一个相似的项目一周 2 次（对许多患者和治疗师来说更为可行），在随访结束时，其效果等同于集中的每周 5 天的策略。一个逐步治疗的方法中，患者接受 6 周低强度的 ERP 阅读疗法咨询，紧接着进行只是没有应答的标准化 ERP 治疗，发现与一开始采用标准ERP 治疗同样有效（17 次，每周 2 次），但是成本明显更低。

此外,数据证明,治疗师指导下的暴露优于自我暴露。尽管两种治疗都能显著地减少症状,但是治疗师实施的 ERP 较自我指导的 ERP 能够更好地改善强迫症症状以及自我报告的功能缺损。其他数据证明,通过电话进行的 ERP 与面对面的 ERP 相类似。在两项随机对照研究中,与等待列表对照组相比,读书疗法采用自助手册的形式通过电子邮件向患者传递被证明能够显著地改善强迫症状。

其他可能有效的技术包括接纳承诺疗法(acceptance and commitment therapy,ACT)、处理强迫信念的模块化认知疗法(cognitive therapy,CT),CT 针对强迫怀疑、组织训练以及正念训练。对于将动机访谈加入 CBT 优势的随机对照研究结果存在冲突,有一研究结果表明没有额外的好处,但是另一个则证明与单一 CBT 相比,能够提高症状减少以及缓解率。尽管在一项随机对照研究中，眼动脱敏和再加工（eye movement desensitization and reprocessing，EMDR）较 SSRI 更为有效，但是此技术一般不推荐用于强迫症患者。

基于互联网的认知行为治疗（internet-based CBT，ICBT）是一种容易获得的治疗方式，它有可能接触到未接受治疗的患者，并且在必要的情况下促使他们寻求面对面的心理治疗。一些研究证实，ICBT 项目比支持性疗法或放松控制策略显著有效。只有当患者完成至少一次自我暴露阶段时，ICBT 与由治疗师引导的 CBT 等效。包括简洁、预设的、治疗师发起电话支持的 ICBT 较按需电话支持相比，有更显著的疗效。

此外，家庭元素在强迫症的治疗中也起着相当重要的作用。研究表明，家庭参与情况（如家庭成员参与仪式化的行动，回避会唤起焦虑的情境，或是改变日常生活来支持强迫症亲属）与强迫症患者对于行为或药物治疗更差的反应相关。临床医生应考虑目标家庭因素来改善一些患者的治疗效果。

三、强迫症团体认知行为治疗的发展

国际上已有一些研究团队发展了强迫症团体认知行为治疗手册。研究显示,团体认知行为治疗(group cognitive behavior therapy,GCBT)和个体CBT对强迫症的疗效相当,有效性和脱落率无明显差异。

为了发展本土化强迫症GCBT治疗,以ERP为核心,结合CT和家庭健康教育,运用团体治疗,经过前期治疗实践和质性研究验证,本团队于2014年完成编制《强迫症团体认知行为治疗手册》,其结构为:第1~3次,关于强迫症和CBT的心理教育;第4~6和8~10次,进行逐级ERP的练习；第 7 和 11 次，邀请患者家庭成员或其他生活照料者，进行强迫症认知行为治疗教育，促进患者 ERP 家庭作业的完成及社会支持；第 12 次，自我治疗评估，长期治疗指导和预防复发。基于该手册，采用随机对照试验设计，将符合入组标准的 94 例强迫症患者，随机分为 GCBT 组（47 例）和常规抗强迫药物治疗组（47 例）。经 12 周的结构化 GCBT 治疗和常规抗强迫药物治疗，研究发现 GCBT 与常规抗强迫药物治疗强迫症患者的强迫和焦虑症状的疗效相当，常规药物治疗对抑郁症状的疗效优于 GCBT，同时入组后 GCBT 治疗前和治疗中强迫症患者脱落率为 34％，与药物组的脱落率一致。既往文献报道强迫症患者接受 ERP 治疗的脱落率为 25％～30％，近期荟萃分析研究发现 ERP 平均脱落率为 19.1％。为进一步优化强迫症 GCBT 疗效，减少治疗脱落率，在美国宾夕法尼亚大学医学院焦虑障碍治疗研究中心 Edna

B. Foa 教授的指导下,为增加患者在团体内 ERP 练习的次数和频率,通过减少 CT 内容,调整家庭健康教育在团体出现的结构等,本团队于 2018 年形成了本书所介绍的《强迫症规范化团体认知行为治疗》目前这个版本,于上海市版权局登记(登记号为沪作登字-2018-L-01129183)。基于该手册,最新的一项预初研究非随机比较 ICBT 和 GCBT 对强迫症患者的治疗效果,发现治疗后 2 组患者的耶鲁布朗强迫量表(YBOCS)得分与治疗前相比均显著降低。后续 ICBT、GCBT 和常规抗强迫药物治疗的随机对照研究结果也同样验证了 2018 年《强迫症规范化团体认知行为治疗》的疗效。

关于强迫症 GCBT 疗效的相关机制研究,既往文献综述从神经影像学的角度分析,CBT 对强迫症有明显治疗效果,并影响脑功能和结构的改变,包括减弱眶额回、前扣带回的功能,增加 N-乙酰天门冬氨酸的浓度和减少眶额回灰质体积。本研究团队针对强迫症 GCBT 疗效及相关因素的质性研究显示 GCBT 对强迫症患者的强迫症状有效，与疗效相关的因素包括团体过程、CBT 技术、治疗关系、团体结构等。

　　本书所提供治疗包含了总共 13 次的治疗过程，第 1 次为正式团体前一对一的治疗前评估，第 2～13 次为正式的团体治疗部分。在门诊 12 次的团体治疗频率一般可以 1 次/周，如果需要强化治疗，比如在日间诊疗中心和病房，可以 2 次/周。在本书的第三至八章会进行详细阐述。团体结束后可根据治疗师观察团体整体和成员具体情况以及全方面评估结果，制订个性化随访方案，继续巩固和强化每位成员的 ERP 练习。

第三章

治疗前评估访谈：健康教育

本章为治疗师提供了治疗前评估访谈的参考。主要包含治疗师评估及入团前心理教育模块内容。具体包括访谈目标、访谈设置、访谈内容、材料列表、评估表、心理教育材料、知情同意书等。

访谈目标

（1）核实患者目前是否有严重的躯体疾病史，共病其他精神障碍。

（2）确定本治疗是适合的疗法。

（3）建立治疗关系，确保患者及家属或陪伴者理解治疗目的、治疗设置以及治疗原理。

（4）建立求治信念。

访谈设置

时长2次,每次45分钟;或者1次,90分钟。人员安排一般一个团体6～10名患者,2名治疗师,1名观察者。治疗前评估访谈中,1名治疗师每次访谈1名患者及其家属或陪伴者。

访谈内容

（1）治疗师自我介绍。

（2）本次治疗日程介绍。

（3）收集患者基本信息,评估症状性质和严重程度。

（4）简单介绍强迫症。

（5）简单介绍团体治疗及暴露反应预防原理。

（6）讨论治疗动机和治疗目标,建立患者的求治信念。

（7）家庭健康宣教。

（8）签署知情同意书。

（9）布置家庭作业。

（10）总结与反馈：本次治疗总结，邀请患者反馈并完成治疗报告。

材料列表

（1）患者基本信息表。

（2）强迫症状表及强迫症状清单。

（3）主观痛苦程度评分量表。

（4）治疗协议书。

（5）自我监测表。

（6）治疗报告。

注 （1）考虑到患者的隐私需求，评估患者症状性质和严重程度时由来访者决定家属或陪伴者是否参与，进行其他会谈内容比如健康宣教时尽量邀请家属或陪伴者（生活中能陪伴或支持患者完成家庭作业者)参与。

（2）治疗师进行治疗前评估访谈前，需精神科医师明确诊断，评估风险，制订总体治疗方案〔包括药物和（或）心理治疗等〕，评估患者是否适合强迫症团体认知行为治疗。

一、治疗师自我介绍

二、本次治疗日程介绍

三、收集患者基本信息，评估症状性质和严重程度

基本信息表

患者姓名＿＿＿＿年龄＿＿＿＿性别＿＿＿＿

研究编号＿＿＿＿门诊卡号＿＿＿＿地址＿＿＿＿

婚姻状况＿＿＿子女的数量/年龄＿＿＿职业状况＿＿＿

性格特征＿＿＿＿＿＿＿＿＿＿＿＿＿＿＿＿＿＿＿＿

现在的生活状况＿＿＿＿＿＿＿＿＿＿＿＿＿＿＿＿＿

＿＿＿＿＿＿＿＿＿＿＿＿＿＿＿＿＿＿＿＿＿＿＿＿

＿＿＿＿＿＿＿＿＿＿＿＿＿＿＿＿＿＿＿＿＿＿＿＿

个人史：

躯体疾病史＿＿＿＿＿＿＿＿＿＿＿＿＿＿＿＿＿＿＿

＿＿＿＿＿＿＿＿＿＿＿＿＿＿＿＿＿＿＿＿＿＿＿＿

受教育情况＿＿＿＿＿＿＿＿＿＿＿＿＿＿＿＿＿＿＿

＿＿＿＿＿＿＿＿＿＿＿＿＿＿＿＿＿＿＿＿＿＿＿＿

＿＿＿＿＿＿＿＿＿＿＿＿＿＿＿＿＿＿＿＿＿＿＿＿

工作情况＿＿＿＿＿＿＿＿＿＿＿＿＿＿＿＿＿＿＿＿

＿＿＿＿＿＿＿＿＿＿＿＿＿＿＿＿＿＿＿＿＿＿＿＿

＿＿＿＿＿＿＿＿＿＿＿＿＿＿＿＿＿＿＿＿＿＿＿＿

过去和现在与父母的关系＿＿＿＿＿＿＿＿＿＿＿＿＿

＿＿＿＿＿＿＿＿＿＿＿＿＿＿＿＿＿＿＿＿＿＿＿＿

＿＿＿＿＿＿＿＿＿＿＿＿＿＿＿＿＿＿＿＿＿＿＿＿

过去和现在与兄弟姐妹的关系_____

_____

_____

过去和现在与朋友的关系_____

_____

_____

恋爱/性生活史_____

_____

_____

过去和现在与配偶的关系_____

_____

_____

其他重大事件_____

_____

注：每个患者需要一页基本信息表，可在此基础上
复印后插页。

强迫症状表

（1）引发强迫症状的情境：焦虑/不愉快的来源（如血、尿、锁门、听到特定的字句等客观物体或情境）。

_____

_____

_____

（2）强迫思维：导致焦虑水平上升的反复出现的想法、欲望或意象等（如伤害爱人的冲动、觉得被污染了的想法等）以及灾难性的后果（如我会因为接触了尿液而患上肝炎、我会真的伤害到我的爱人、我会失控等）。

_____

_____

_____

（3）情绪：包括情感体验（害怕、紧张、烦躁等)及躯体感觉(如心悸、出汗等)。

_____

_____

_____

　　(4) 强迫行为：用于抵消强迫思维所引发的焦虑而反复出现的动作(如使用公共厕所,只接触使用最少的门把手)、仪式(如清洗、把润肤露作为杀菌剂等)、想法(如反复回忆是否接触污染物品等)、回避等。

_____

_____

_____

　　(5) 起病及病情演变的诱因：包括起病时间、相关事件等。

_____

_____

_____

（6）症状的演变：包括症状的加重、缓解及演变过程中的重要事件等。

_____

_____

_____

（7）强迫症及其他精神疾病既往诊治情况：包括接受的心理治疗、药物治疗、物理治疗、门诊及住院经历等。

_____

_____

_____

注：每个患者需要一页基本信息表，可在此基础上复印后插页。

强迫症状清单

患者姓名	情境	强迫思维	情绪体验及躯体感受(SUDs)*	强迫行为

* SUDs：主观痛苦单位，评分值为 0～100。0 分为毫无痛苦的程度，100 分为既往或目前经历中最痛苦的程度，具体见量表评分标准。

主观痛苦程度评分量表(SUDs)

主观痛苦程度评分量表(简称 SUDs)是用来评价经历痛苦时的主观评分,评分共包括 11 个等级,10 分为一个级别,范围从 0 分(完全放松)到 100 分(极端痛苦)。

分值	描 述
0	完全放松、深睡眠或者没有任何痛苦
10	觉醒着并且非常放松,在没有用药的情况下,你的心灵处于飘荡和飘移的放松状态,类似于在将要入睡前的那种放松状态
20	在海滩上漫步,或冬日在温暖的炉火前烤火,抑或是平和地在树林里散步的放松状态
30	你会感觉到一点紧张和压力,这种紧张和压力的量需要保持你的注意力从心灵飘荡到保持你的头直立等。这种紧张和压力是没有不愉快的经历的,是随意的,也是"正常"的
40	轻度痛苦,如身体的紧张感受,一点儿担心,一点儿忧虑或者是一点儿害怕,有点不愉快但可以耐受
50	轻度至中度的痛苦。明显的不愉快,但不足以产生许多躯体不适感,或躯体症状
60	中度的痛苦,恐惧、焦虑、愤怒、担心、忐忑带来的一种非常不愉快感和(或)身体不适(头痛、胃痛)。这种不愉快感能忍受,也能让你清晰地思考问题。类似于很多人描述的"糟糕的一天",但你的工作、驾驶、交谈等并没有受到阻碍

（续表）

分值	描　　述
70	较高的痛苦,使你不能专心致志地思考问题
80	很痛苦,恐惧、焦虑、担心、忧虑和(或)身体紧张感较为强烈,并且无法长时间地忍受,躯体不适感明显,思考和解决问题的能力受损,工作能力和驾驶能力下降,交谈难以完成
90	高到极端的痛苦,根本无法思考
100	极度的痛苦、惊慌和(或)闻风丧胆,身体极度紧张。这种恐惧、焦虑、忧虑是你有生以来经历的最痛苦的水平

注：由 Joseph Wolpe 于 1969 年发展的量表。引自 Wolpe J. The Practice of Behavior Therapy [M]. New York：Pergamon Press，1969.

四、简单介绍强迫症

　　强迫症是一种以强迫思维和强迫行为为主要临床表现的精神障碍。它是一种常见的精神障碍,普通人群中的终身患病率为 $0.8\% \sim 3\%$(正常化技术)。强迫症的发病机制目前尚不明确,可能与遗传、生物、心理和社会因素等有关(调整歪曲

的疾病归因）。强迫症起病早,强迫思维和（或）行为耗费了患者大量的时间,严重影响患者的社会功能和生活质量,为患者及其家人带来了极大的痛苦与负担,被认为是世界|大致残性疾病之一。强迫症如果未得到及时治疗,病程会趋向慢性化,未治疗的患者自行缓解率极低。因此及时有效的正规治疗对于缓解强迫症状、改善生活质量意义重大（激发治疗动机）。

1. 什么是强迫思维?

强迫思维是反复出现的持久的想法、欲望或画面,这些观念往往是闯入的和不想要的,常能引起我们的焦虑。

为了方便你识记,可以简化强迫思维的定义为几个关键要点：①反复出现；②想法；③通常引发焦虑体验。但要注意的是有部分患者的自知力差,甚至是无自知力。

2. 什么是强迫行为？

强迫行为是反复出现的动作（如强迫洗手、排序、检查）或精神活动（如祈祷、计数、默念等），我们常感到不得不去执行强迫行为以减轻强迫思维带来的焦虑，强迫行为不仅仅是外显的动作，它也包括内隐的想法，这些想法的出现，帮助我们在头脑中完成了强迫行为，故焦虑就下降了。所以强迫行为可以分为两种：一种是外显的强迫行为（这通常都能被我们意识到，如洗手、检查、排序等），另一种是思维化的强迫行为。

3. 强迫思维与强迫行为的关联

当强迫思维出现时，焦虑水平通常会上升，最初我们会偶然采用强迫行为方式来应对强迫思维或强迫思维引起的焦虑，使焦虑能暂时缓解。然而强迫行为与打算应对的情境及强迫思维缺乏现实的联系或明显是过分的,实际上无法真正有效消除强迫思维或焦虑。强迫行为阻碍了焦虑的消退,当再次触碰引发强迫思维的情境时,患者仍会采用强迫行为作为反应。久而久之,强迫行为不断被强化,与情境、强迫思维和焦虑之间形成了紧密的自动关联。此后,一旦强迫思维出现,甚至还没有意识到强迫思维,仅仅是触碰到情境时,我们为了急于减缓焦虑,立刻就会采用强迫行为的方式来抵消。最糟糕的是,焦虑也会因强迫行为不断的出现而进一步被强化。当然,有的患者病程长、程度重,伴有精神病性症状,并可能随着病情加重,焦虑体验不断被隔离和压抑,痛苦感反而不太明显,更多以强迫行为为主。所以,我们的治疗就是要打破或弱化原有的关联,建立新的应对方式。

为了方便识记,可以简化强迫行为的定义为几个关键要点:①反复出现;②想法或动作;③通常暂时缓解焦虑体验;④强迫行为不断被强化,与情境、强迫思维和焦虑之间形成了紧密的自动关联(见图 3-1)。

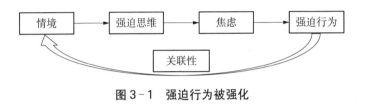

图 3-1　强迫行为被强化

五、简单介绍团体治疗及暴露反应预防原理

1. 什么是团体治疗

团体治疗以聚会的方式出现,每周 2 次,每次 2 小时。在治疗期间,团体成员就大家所共同关心的问题进行讨论,观察和分析有关自己和他人的心理与行为反应、情感体验和人际关系,从而使自己的行为得以改善。

团体治疗的基本态度:相互支持,给每个人平等机会,保密,积极参与。

团体治疗的理念:自助,积极主动,理解,自我赋能,自主权。

团体治疗的疗效因子:利他性,普遍性,行为矫正与模仿,团体凝聚力,发展社交技能。

(1) 利他性:在团体中,成员有机会帮助他人。团体成员因帮助别人的建议获益时,那么两者都受益。接受建议的人获得有益信息,而提供帮助的人因为助人行为而受益。

(2) 普遍性:团体成员当中也有与自己类似的困难。

(3) 行为矫正与模仿:在团体当中,在其他人进行暴露反应预防练习的时候,你可以参照他,把他当作示范进行学习。

(4) 团体凝聚力:凝聚力包括接受和信任。你可以在团体中表露自己的想法和情感,因为团体会给你重视和理解。

（5）发展社交技能：团体可认为是社会的缩影，是成员之间人际模式的展现和互相影响的熔炉，在这里你可以学习如何更好地发展社交技巧，纠正原先的模式。

团体治疗疗效与个体治疗疗效相当，都同样有效。

2. 什么是ERP?

ERP是一种认知行为疗法，这种疗法已经过不同国家大量患者的广泛应用，是一种有明确疗效的治疗方法。

暴露意味着必须故意面对那些能引起你强迫思维、焦虑和促使你发生强迫行为的情境，你要长时间待在这种情境中，直至症状自发减少。经过反复练习，你会发现焦虑的情绪并不会长时间持久存在，从而也就没有必要采用强迫行为来减少这种痛苦。**反应预防**意味着你不能做任何强迫行为来减少强迫思维带来的焦虑以防止灾难事件的发生,经过反复练习,你会发现即便你没有履行仪式动作,灾难也不会因此发生,你将逐渐学会接受人生的不确定性(见图3-2)。

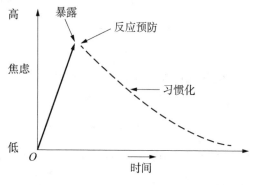

图3-2 ERP原理

ERP没有药物带来的不良反应,但会令人存在短暂的不快,那就是当你面对那些引起强迫思维的情境时会感到痛苦,这是你需要做好心理准备的。但一般来说,随着治疗的进行这种痛苦的反应会逐渐减少,当下一次再面对这种情境时你会感到痛苦明显减轻,经过反复的训练后,你会感到痛苦几乎消失。

与药物治疗相比,ERP 需要你投入足够的时间和精力来练习,治疗的效果很大程度上也是取决于你的投入,无论是有治疗师在场还是你独立做"家庭作业"时,都需要进行暴露训练。与药物治疗一样,没有一种疗法可以保证你一定会有改善。相对来看,暴露疗法虽然需要花去你更多的精力,但一般认为它的效果也会相对持久,治疗能够帮助你重回正常生活。那些你用来洗手、检查的时间将重新回到你的手中,你可以用来工作、休息、与家人分享,你将会更加快乐。

六、讨论治疗动机和治疗目标,建立患者的求治信念

(1) 与患者及家属讨论参加强迫症认知行为

团体治疗的动机,消除患者及家属对于治疗的误解和顾虑。

(2)与患者及家属讨论强迫症团体认知行为治疗的目标,使他们能积极参与团体治疗,掌握强迫症认知行为治疗(特别是 ERP)的原理与方法,在完成家庭作业的治疗目标上达成一致,消除对治疗目标过度理想化或消极的自动思维,以建立求治信心。

七、家庭健康宣教

在对患者健康教育的同时,可以邀请家属或陪伴者一起参与。强调家属或陪伴者对患者治疗的重要性,一起探讨家属或陪伴者如何可以更好地支持患者完成治疗和家庭作业。

八、签署知情同意书(治疗师、患者及家属签名)

强迫症团体认知行为治疗需符合心理治疗伦理规范,具体可以参考《中国心理学会临床与咨询心理学工作伦理守则》(第二版,简称《伦理守则》)。下面提供的是《心理治疗协议》的范例,具体实施时在《伦理守则》范围内,结合所属机构规定,可以调整相应协议内容。如果心理治疗师需要对团体治疗过程进行录音或录像,除了在《心理治疗协议》里告知来访者录音(录像)的用途、保管方式和删除时间等相关信息,符合保密原则,还需另行签署知情同意书,获得来访者治疗录音(录像)的知情同意。团体心理治疗师还需和观察者签署知情同意书。

心理治疗协议（范例）

(姓名)：

你好！

以下是关于_____(机构名称) (姓名) 治疗师(资质)开展的团体心理治疗的一些基本事项。请阅读后在最下方签上你的姓名，以表明你已经仔细核审过这些条款。

治疗时间的长短及频率

心理治疗通常以定期访谈的形式进行，每次治疗120分钟，每周_____次，共12次。其中第1次及第12次为包括家属(或对你治疗支持的成员)参与的健康宣教。

收费政策

包括费用明细(治疗前评估及正式治疗收费)以及付费时间及方式等。

保密性

对于你向我提供的信息,我绝对严格保密,没有你的同意,我绝对不会泄露出去。

如果需要与同事及学生讨论与督导案例,或者需要会诊你的问题以便进一步实施治疗,以及用于论文及学术交流,我会尽力隐去有关你身份的信息,包括使用化名。

保密例外：根据法律规定,当你自己或他人的生命由于各种原因受到侵害时,治疗师将突破保密原则,联系你提供的紧急联系人(姓名)(联系电话：_____),必要时会报警。

观察者协议

由于治疗的必要性及客观性,在治疗当中会有一名观察者出席,他(她)的作用和治疗师同样重要,观察者在团体内不参加团体内的任何讨论,在治疗结束后从观察整个治疗过程、进展的角度和治疗师共同讨论治疗内容。当然,观察者也是受训的心理治疗师,同样遵守团体规则。

其他相关事项

(1) 你有责任按时出席每次治疗活动,因为缺席会影响这个团体。

(2) 你有责任积极参与团体的讨论和练习,因为这是团体治疗起作用的重要因素。

(3) 你不能在治疗时间酗酒、吸烟等。

(4) 你不可在团体活动期间与其他成员有性方面的牵连。

(5) 你不可在团体中使用暴力或以言辞伤害其他成员。

(6) 你必须对团体内其他成员所做及所说的内容保密。

(7) 你有权在任何时候终止治疗,但预付的治疗费用将无法退还。如果你愿意,我可以为你推荐其他有资格的心理治疗师。

签字同意

我已经阅读并理解上述条款,同意与 __(姓名)__ 治疗师建立职业性心理治疗关系。

来访者：__(姓名)__ 联系电话：_____

日期：_____

治疗师签字：__姓名__ 日期：_____

九、布置家庭作业：患者进行症状自我监测,家庭成员在今后的治疗过程中帮助患者共同完成家庭作业

(1) 症状自我监测：在第一次治疗前,按照表格要求,最好每天记录,如果无法完成,则最少记录 3 个整天时间,如你可以选择 1 个工作日和 1 个周末,以便更全面地反映你在工作以及生活中的状态。但注意,必须详细记录任何一个仪式(回避),包括思维化的强迫行为。

强迫症状清单

日期和时间段	情境	强迫思维	情绪体验及躯体感受(SUDs)	强迫行为

（2）家属或陪伴者在今后的治疗过程中的作用：识别症状、督促完成家庭作业、发生困难时给予帮助。家庭成员一起讨论家庭作业，以及既往完成作业的困难，再次强调家庭成员的重要性。

十、总结与反馈：本次治疗总结，邀请患者反馈并完成治疗报告

治疗报告

（1）今天你/你们有什么记忆深刻和重要的事?

_____

_____

（2）今天的访谈中有什么事让你/你们感到麻烦吗?

_____

_____

（3）关于下一次会谈，你想明确什么吗?

_____

_____

第四章

第 1 次团体治疗： 团体建立

治疗目标

（1）培养成员（患者）在团体内的安全感，增加团体凝聚力。

（2）确保每位成员都能明确治疗目标、治疗设置、治疗流程、团体治疗概念等，激发团体的治疗动机。

（3）帮助家庭成员了解强迫症，明确治疗目标、治疗设置、治疗流程、团体治疗概念等，增加家属参与治疗的动力。

（4）确保概念解释清楚：强迫症、强迫思维、强迫行为。

（5）ERP 的基本原理。

（6）布置家庭作业,确保成员理解作业的含义及意义。

治疗设置

时长 120 分钟;人员安排一般一个团体 6～10 名患者,2 名治疗师,1 名观察者。

治疗内容

（1）治疗师自我介绍,暖场,引导并示范团体成员、家庭成员互相介绍。

（2）本次治疗日程介绍。

（3）介绍并强调治疗目标、治疗设置、治疗流程、团体治疗的概念。

（4）再次介绍强迫症的概念,并结合患者情况举例解释"强迫思维"与"强迫行为"的概念及两者间的关系,确保患者及家庭成员完全理解。

（5）结合各自症状再次介绍 ERP 的原理并举例说明（包括 SUDs 评分），讨论治疗中可能出现的困难。

（6）布置家庭作业：患者进行症状自我监测，家属或陪伴者在今后的治疗过程中帮助患者共同完成家庭作业。

（7）总结与反馈：本次治疗总结，邀请患者反馈并完成治疗报告。

材料列表

（1）强迫症状清单。

（2）治疗报告。

一、治疗师自我介绍，暖场，引导并示范向团体成员、家庭成员互相介绍

例如：我是×××，来自×××，是负责本次

团体治疗的治疗师。

接下来我们按照顺序，大家请做简单的自我介绍，内容包括个人信息，比如你希望在团体中其他成员如何称呼你、你来这里的原因，或者你想说任何关于自己的事情都可以，时间以 2 分钟为限。

如果成员表现沉默，治疗师需要创造性地发挥自己的带动能力。

例如：看起来大家都似乎有些拘谨，接下我们来做一些放松的训练，你可以在座位上选择一个你感觉最舒服、最自然的姿势，对，然后和我一起，伸个懒腰，发出一些响声，任何让你觉得舒服的姿势或者声音都可以，就像这样。

（治疗师做示范，发出一些奇怪但真实、舒服、放松的声音。例如：每人发一块纸巾，然后大家一起擤鼻涕）。

二、本次治疗日程介绍

三、介绍并强调团体治疗目标、治疗设置、治疗流程、团体治疗概念

1. 治疗目标

能积极参与团体治疗,掌握强迫症认知行为治疗(特别是 ERP)的原理与方法,在完成家庭作业的治疗目标上达成一致,消除对治疗目标过度理想化或消极的自动思维,以建立患者的求治信心。

2. 治疗设置

每周 1～2 次,每次 2 小时。

3. 治疗流程

总计 12 次治疗,第 1、2 次为基本概念的解释、疾病的健康宣教、设立暴露清单及暴露等级等。第 3～11 次正式进行 ERP 的练习,在团体成员自愿暴露的前提下,鼓励成员在团体中治疗师的指导下进行 ERP 的练习。第 3 次为 1 名成员,进行 ERP 体验和示范,以外显的强迫行为表现为主和症状程度较轻的成员第 1 次体验练习相对来说更易进行,其他团体成员参与协助和支持暴露练习,比如帮助询问和记录 SUDs 分数等;第 4～11 次由治疗师带领分组暴露,1 名治疗师带领 1 个小组,尽量做到每次每位成员都能进行暴露,同时尽量发挥团体的支持作用。第 1 次及第 12 次为家庭成员或者陪伴者同时参加的家庭健康宣教。第 12 次为结束本次治疗做准备,向团体成员及家属告别,以及治疗结束后自我管理的健康宣教等。

4. 团体治疗的概念

团体治疗以聚会的方式出现,每周2次,每次两小时,在治疗期间,团体成员就大家所共同关心的问题进行讨论,观察和分析有关自己和他人的心理与行为反应、情感体验和人际关系,从而使得自己的行为得以改善。

团体治疗的基本态度:相互支持,给每个人平等机会,保密,积极参与。

团体治疗的理念:自助,积极主动,理解,自我赋能,自主权。

团体认知行为治疗:与个体治疗同样有效,低成本、高效益。团体治疗的疗效因子:利他性、普遍性、行为矫正与模仿、团体凝聚力、发展社交技能。

(1)利他性:在团体中,成员有机会帮助他人。团体成员因帮助别人的建议获益时，那么两者都受益。接受建议的人获得有益信息，而提供帮助的人因为助人行为而受益。

（2）普遍性：团体成员当中也有和自己类似的困难。

（3）行为矫正与模仿：在团体当中，在其他人进行 ERP 练习的时候，你可以参照他，把他当做示范进行学习。

（4）团体凝聚力：凝聚力包括接受、信任。你可以在团体中表露自己的想法和情感，因为团体会给你重视和理解。

（5）发展社交技能：团体被认为是社会的缩影，是成员之间人际模式的展现和互相影响的熔炉，在这里你可以学习如何更好地发展社交技巧，纠正原先的模式。

团体治疗疗效与个体治疗疗效相当，都同样有效。

四、介绍强迫症的概念,并结合患者情况举例解释"强迫思维"与"强迫行为"的概念及两者间的关系,确保患者及家庭成员完全理解

强迫症是一种以强迫思维和强迫行为为主要临床表现的精神障碍。它是一种常见的精神障碍,普通人群中的终身患病率为 $0.8\%\sim3\%$(正常化技术)。强迫症的发病机制目前尚不明确,可能与遗传、生物、心理和社会因素等有关(调整歪曲的疾病归因)。强迫症起病早,强迫思维和(或)行为耗费了患者大量的时间,严重影响患者的社会功能和生活质量,为患者及其家人带来了极大的痛苦与负担,被认为是世界十大致残性疾病之一。强迫症如果未得到及时治疗,病程会趋向慢性化,未治疗的患者自行缓解率极低。因此及时有效的

正规治疗对于缓解强迫症状、改善生活质量意义重大（激发治疗动机）。

1. 情境

情境是一系列客观存在的环境，这样的环境往往会引发来访者的相关强迫思维。

2. 强迫思维

这是反复出现的、持久的想法、欲望或画面，这些想法往往是闯入性的，常能引起我们的焦虑。因此强迫思维包含以下三方面特点：①反复出现；②以想法、欲望或画面的形式出现；③通常引发焦虑体验。强迫思维往往与来访者错误的认知相关，包括怀疑或不确定（如"我不记得我是否关掉了门窗"）、想法和行为混淆（如"我想拿刀杀死某人，我肯定会这么做"）、过度灾难化（如"如果我坐在马桶上，我肯定会得艾滋病"）、过度评估（如"如果我碰到厕所门把手,我患病的概率是 100％")、过度的责任感(如"如果不是我碰了这个东西,我妻子就不会得癌症")等。

3. 情绪

通常随着强迫思维而产生,往往表现为情绪上的体验,如焦虑、担心、害怕等;以及躯体反应,包括心悸、头痛、虚汗等。

4. 强迫行为

这是反复出现的动作(如强迫洗手、排序、检查)或精神活动(如祈祷、计数、默念等),我们常感到不得不去执行强迫行为以减轻强迫思维带来的焦虑。强迫行为不仅仅是外显的动作,它也包括内隐的想法,这些想法的出现,帮助我们在头脑中完成了强迫行为,故焦虑就下降了。所以强迫行为可以分为两种:一种是外显的强迫行为(这通常都能被我们意识到，如洗手、检查、排序等），另一种是思维化的强迫行为。因此，对应于强迫思维，强迫行为主要包含以下 4 个特点：①反复出现；②出现形式多样，包括动作、仪式或一些想法等；③通常暂时缓解焦虑体验；④强迫行为不断被强化，与情境、强迫思维和焦虑之间形成了紧密的自动关联。

5. 强迫思维与强迫行为的关联

当强迫思维出现，焦虑水平通常会上升，最初我们会偶然采用强迫行为的方式来应对强迫思维或强迫思维引起的焦虑，使焦虑能暂时缓解，然而强迫行为与打算应对的情境及强迫思维缺乏现实的联系或明显是过分的，实际上无法真正有效消除强迫思维或焦虑。强迫行为阻碍了焦虑的消退，当再次触碰引发强迫思维的情境时，患者仍会采用强迫行为作为反应。久而久之，强迫行为不断被强化,与情境、强迫思维和焦虑之间形成了紧密的自动关联。此后,一旦强迫思维出现,甚至还没有意识到强迫思维,仅仅是触碰到情境时,我们为了急于减缓焦虑,立刻就会采用强迫行为的方式来抵消。最糟糕的是,焦虑也会因强迫行为不断的出现而进一步被强化。所以我们的治疗就是要打破或弱化原有的关联,建立新的应对方式。

比如,一个人很担心自己会因碰到某些细菌而生病,或者是一不小心就会伤害到孩子,有了这些想法不免会产生焦虑,就需要通过洗手来清除病菌,回避和孩子接触,有了这些行为,痛苦可在短时间内下降,但是在一段时间后又会再次出现。

简而言之,那些通常导致我们焦虑上升的想法,大多都是强迫思维,而那些让我们焦虑水平暂时下降的想法就是强迫行为。

讨论重点:结合团体成员各自症状,完成强迫症状清单。

强迫症状清单

患者姓名	情境（来自于外部的客观环境）	强迫思维	情绪体验及躯体感受（SUDs）	强迫行为
	例：我和朋友走在路上看到了垃圾桶	我担心会碰到垃圾桶，垃圾桶会污染我，我会因此生病，甚至会死	害怕，担心SUDs＝50	① 避开垃圾桶，绕着走；② 反复洗手，确保干净；③ 反复询问朋友自己有没有碰到垃圾桶；④ 反复回忆经过垃圾桶的情境

五、介绍 ERP 的原理并举例说明，讨论治疗中可能出现的困难

ERP 是一种认知行为疗法，这种疗法已经经过了不同国家数以百计患者的广泛应用，是一种有明确疗效的治疗方法。

暴露意味着你必须故意面对那些能引起你强迫思维、焦虑和促使你发生强迫行为的情境，你要长时间待在这种情境中，直至症状自发减少。经过反复练习，你会发现焦虑的情绪并不会持久存在，从而也就没有必要采用强迫行为来减少这种痛苦；**反应预防**意味着你不能做任何强迫行为来减少强迫思维带来的焦虑以防止灾难事件的发生，经过反复练习，你会发现即便你没有履行仪式动作，灾难也不会因此发生，你将逐渐学会接受人生的不确定性（见图 4-1）。

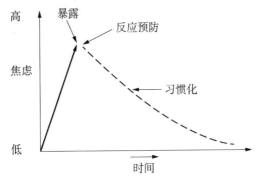

图 4-1　ERP 原理

ERP 没有药物带来的不良反应,但会令人存在短暂的不快,那就是当你面对那些引起强迫思维的情境时会感到痛苦,这是你需要做好心理准备的。但一般来说,随着治疗的进行,这种痛苦的反应会逐渐减少,当下一次再面对这种情境时你会感到痛苦明显减轻,经过反复的训练后你会感到痛苦几乎消失。

和药物治疗相比,ERP 需要你投入足够的时间和精力来练习,治疗的效果很大程度上也取决于你的投入，无论是有治疗师在场还是你独立做"家庭作业"时，你都需要进行暴露训练。和药物治疗一样，没有一种疗法可以保证你一定会得到改善。相对来看，暴露疗法虽然需要花去更多的精力，但一般认为它的效果也会相对持久，治疗能够帮助你重回正常生活。那些你用来洗手、检查的时间将重新回到你的手中，你可以用来工作、休息、与家人分享，将会更加快乐。

讨论重点：引发患者讨论各自症状，举例说明，如何针对情境、强迫思维、情绪及强迫行为来进行 ERP，即需要暴露（面对）的是什么，阻止的又是什么？

情境是客观存在的，必须要去面对；强迫思维及其引发的情绪因其闯入性实则无害的特征，也需要去面对；而强迫行为往往耗费我们大量的时间，并且会导致症状进一步加重，需要我们去

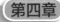

阻止。

六、布置家庭作业：患者进行症状自我监测，家属或陪伴者在今后的治疗过程中帮助患者共同完成家庭作业

（1）症状自我监测，在下一次治疗前（一周时间内），按照表格要求，最好每天记录。如果无法完成，则最少记录三个整天时间，如你可以选择一个工作日和一个周末，以便更全面地反映你在工作以及生活中的状态。但请注意，必须详细记录任何一个仪式（回避），包括思维化的强迫行为。

强迫症状清单

日期和时间段	情境	强迫思维	情绪体验及躯体感受(SUDs)	强迫行为

　　（2）家属或陪伴者在今后的治疗过程中的作用：识别症状、督促完成家庭作业、发生困难时给予帮助。家属或陪伴者可以与患者一起讨论家庭作业，以及帮助分析既往完成作业的困难。这里再次强调家庭成员的重要性。

七、总结与反馈：本次治疗总结，邀请患者反馈并完成治疗报告

治疗报告

（1）今天你/你们有什么记忆深刻和重要的事？

_____

_____

（2）今天的治疗中有什么事让你/你们感到麻烦吗？

_____

_____

（3）关于下一次会谈，你想明确什么吗？

_____

_____

注：本书所有《治疗报告》均参考自"Beck JS. 认知疗法基础与应用 [M]. 2 版. 张怡，孙凌，王辰怡，译. 北京：中国轻工业出版社，2013."的《治疗报告》。

第五章

第2次团体治疗：暴露计划

治疗目标

（1）复习强迫思维、强迫行为的概念以及 ERP 的基本原理。

（2）探讨暴露等级制定的原则。

（3）探讨如何设定暴露计划。

治疗设置

时长 120 分钟；人员安排一般一个团体 6～10 名成员，2 名治疗师，1 名观察者。

治疗内容

（1）本次治疗日程介绍。

（2）根据会谈连接作业表回顾上一次治疗内容。

（3）着重回顾并讨论家庭作业。

（4）针对各自症状着重探讨分级暴露制订原则，团体成员共同制定暴露等级。

（5）强迫行为阻止说明和正常行为指导。

（6）布置家庭作业：完善暴露计划。

（7）总结与反馈：本次治疗总结，邀请患者反馈并完成治疗报告。

材料列表

（1）会谈连接作业表。

（2）团体成员暴露项目清单。

（3）家庭作业暴露项目清单。

（4）治疗报告。

一、本次治疗日程介绍

二、根据会谈连接作业表回顾上一次治疗

用引发团体成员讨论的方式,从个体层面和团体层面对上次团体治疗进行反馈,包括困惑和(或)误解以及对本次治疗的期待。框架可参考一下会谈连接作业表,治疗师着重填写,并要覆盖每一位团体成员的想法。治疗师只记录,但并不展开讨论,如果需要讨论,则只讨论是否妨碍家庭作业的完成,并逐步将重心移到接下来的家庭作业讨论上。

举例:"大家好,这是我们第 2 次团体治疗,在上一次会谈中,我们邀请家庭成员一起,重申了治疗目标、治疗设置、治疗流程以及团体治疗、强迫症、强迫思维、强迫行为的概念,讨论了什么是ERP,下面我们大家一起回顾一下。"

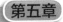

* 会谈连接作业表 *

（1）上次治疗团体主要讨论了哪些重要的问题？你/你们从中学到了什么？（1～3句话）

_____

_____

_____

（2）上次治疗有什么事使你们烦恼吗？

_____

_____

_____

（3）你/你们这一周的情况如何？（1～3句话）

_____

_____

_____

（4）你/你们想要将什么问题列入日程？（1～3句话）

_____

_____

_____

（5）你/你们有没做什么家庭作业？你/你们学到了什么？

_____

_____

_____

注：本书所有的《会谈连接作业表》均参考自"Beck JS. 认知疗法基础与应用［M］. 2 版. 张怡，孙凌，王辰怡，译. 北京：中国轻工业出版社，2013."的《会谈连接作业表》。

三、着重讨论并回顾家庭作业

逐一对上一次家庭作业讨论，并强化对强迫思维以及强迫行为的自我觉察，若团体成员对自己的问题感到困惑，可以引发团体力量一起来讨论。治疗师在有必要的情况下结合症状复习强迫思维和强迫行为的区别及 ERP 原理（参考上一次的概念解释）。

四、针对各自症状着重探讨分级暴露制订原则，团体成员共同制定暴露等级

探讨暴露等级制订的原则，对于初学者来说，可能完成这个过程非常痛苦且十分困难，那么在治疗初期，我们就需要设定一定的等级来进行练习，比如在达到 100 分有困难时，我们可以将练习的目标调整为 40、60、80 分等。当然，循序渐进不代表停滞不前，通过不断的练习，逐步将可承受的分数调高，最终达到沉浸在 100 分的痛苦时也可以不采用强迫行为的方式来应对。

接下来，我们一起来制定暴露等级（分三级，SUDs 40、60、80）。

在制定暴露等级时，可引导团体成员之间互相评分，或者反馈团体其他成员对自己评分的感

受,包括过高或者过低,治疗师根据患者各自的症状,记录在《团体成员暴露项目清单》中。

请注意,暴露等级是暴露在该等级对应项目的情境中,同时强迫行为阻止时的评分。

五、强迫行为阻止说明和正常行为指导

治疗师可以提前准备 ERP 练习中反复清洗或检查等强迫行为阻止说明,以及生活中发生清洗或检查等正常行为的指导,并和团体成员讨论。

团体成员暴露项目清单

	暴露项目 (如触摸治疗室的门把手而不洗手, 包括真实与想象暴露)	SUDs	在第几次 治疗中执 行该暴露
1	接触治疗室的门把手而不洗手	40	3
	接触治疗室的桌腿而不洗手	60	5
	接触治疗室的地面而不洗手	80	8

（续表）

暴露项目 （如触摸治疗室的门把手而不洗手， 包括真实与想象暴露）		SUDs	在第几次 治疗中执 行该暴露
2		40	
		60	
		80	
3		40	
		60	
		80	
4		40	
		60	
		80	
5		40	
		60	
		80	
6		40	
		60	
		80	
7		40	
		60	
		80	

（续表）

暴露项目 （如触摸治疗室的门把手而不洗手，包括真实与想象暴露）		SUDs	在第几次治疗中执行该暴露
8		40	
		60	
		80	
9		40	
		60	
		80	
10		40	
		60	
		80	

注：表格中 1、2、3 等数字代表不同团体成员，为了方便标记，也可以填患者姓名。

六、布置家庭作业：完善暴露计划

请团体成员根据治疗内暴露计划的讨论，针对自己最主要的强迫症状，进一步完善暴露计划。确定下次进行现场暴露的成员。

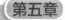

家庭作业暴露项目清单

暴露项目 （如触摸治疗师的门把手而不洗手， 包括真实与想象暴露）	SUDs	在第几次 治疗中执 行该暴露

七、本次治疗总结,邀请患者反馈并完成本次治疗报告

治疗报告

（1）今天你/你们有什么记忆深刻和重要

的事？

_____

_____

（2）今天的治疗中有什么事让你/你们感到麻烦吗？

_____

_____

（3）关于下一次治疗，你想明确什么吗？

_____

_____

第六章

第 3 次团体治疗： 暴露初体验

治疗目标

根据各自症状，练习预先设定好的暴露计划，按照逐级暴露原则，在团体内实行暴露（选择一名团体成员）。

治疗设置

时长 120 分钟；人员安排一般一个团体 6～10 名患者，2 名治疗师，1 名观察者。

治疗内容

（1）本次治疗日程介绍。

（2）根据会谈连接作业表回顾上一次治疗。

（3）着重回顾并讨论家庭作业。

（4）进入 ERP 练习。

（5）布置家庭作业：ERP 复习及练习。

（6）总结与反馈：本次治疗总结，邀请患者反馈并完成治疗报告。

材料列表

（1）会谈连接作业表。

（2）团体成员暴露项目清单。

（3）等级暴露治疗记录单。

（4）家庭作业记录单（真实暴露和想象暴露）。

（5）治疗报告。

一、本次治疗日程介绍

二、根据会谈连接作业表回顾上一次治疗

对可能存在的迟到或者缺席进行讨论,减少因团体成员迟到或者缺席给整个团体带来的影响,增强治疗信心。

用引发团体成员讨论的方式,从个体层面以及团体层面对上次团体治疗进行反馈,包括困惑和(或)误解以及对本次治疗的期待。框架可参考以下会谈连接作业表,治疗师着重填写,并要覆盖到每一位团体成员的想法。治疗师只记录,但并不展开讨论,如果需要讨论,则只讨论是否妨碍家庭作业的完成,并逐步将重心移到接下来的家庭作业讨论上。

举例:"大家好,这是我们第3次团体治疗,在

上一次会谈中,我们像往常一样,回顾并讨论了家庭作业,重讲解了暴露计划的制定,下面我们大家一起来回顾一下。"

* 会谈连接作业表 *

（1）上次会谈团体主要讨论了哪些重要的问题？你/你们从中学到了什么？（1～3 句话）

_____

_____

_____

（2）上次会谈有什么事使你们烦恼吗？

_____

_____

_____

（3）你/你们这一周的情况如何？（1～3 句话）

_____

_____

　　（4）你/你们想要把什么问题列入日程？（1～3 句话）

_____

_____

_____

　　（5）你/你们有没做什么家庭作业？你/你们学到了什么？

_____

_____

_____

三、着重讨论并回顾家庭作业

　　仍然逐一对上一次的家庭作业进行讨论，查看家庭作业完成情况，进一步完善团体成员暴露项目清单，并强化对强迫思维以及强迫行为的自我觉察。若团体成员存在困惑（包括什么是强迫思维、什么是强迫行为、如何制订暴露计划等），可以引发团体力量，一起来讨论。治疗师在有必要的情况下，可以结合症状复习如何区分强迫思维和强迫行为，以及制定暴露计划（参考前两次治疗的概念解释）。

团体成员暴露项目清单

暴露项目 （如触摸治疗室的门把手而不洗手， 包括真实与想象暴露）		SUDs	在第几次治疗中执行该暴露
1		40	
		60	
		80	
2		40	
		60	
		80	
3		40	
		60	
		80	

（续表）

暴露项目 （如触摸治疗室的门把手而不洗手， 包括真实与想象暴露）	SUDs	在第几次 治疗中执 行该暴露
4	40	
	60	
	80	
5	40	
	60	
	80	
6	40	
	60	
	80	
7	40	
	60	
	80	
8	40	
	60	
	80	

（续表）

暴露项目 （如触摸治疗室的门把手而不洗手， 包括真实与想象暴露）		SUDs	在第几次治疗中执行该暴露
9		40	
		60	
		80	
10		40	
		60	
		80	

四、预留足够时间(至少1 h)，进入 ERP 练习

治疗师根据团体情况，选择合适的成员，以自愿的形式开始练习，尽量选择以外显的强迫行为表现为主的成员进行真实暴露，如对于怕脏的成员，可以带领其在确保安全的情况下，采用摸地板、门把手或者污秽物而阻止其进行习惯性的强迫动作——洗手的方式。首次练习，可以选

择 SUDs 暴露等级为 40 分的情境，同时阻止强迫行为。随着暴露的进行，每 5 分钟记录 SUDs 分数 1 次，特别是开始时、结束时以及高峰时的分数。

注意

（1）在暴露过程中，即使在行动上阻止了其既往采用强迫动作来抵消焦虑以外，同时要注意避免其采用思维化的强迫行为（即在大脑中采用安慰等方式）来抵消强迫思维带来的焦虑，可行的办法是及时打断。如果思维化的强迫行为难以打断，也可以结合想象暴露，通过听、说、读、写等方式进行想象暴露，注意 SUDs 暴露等级要在成员能承受的分数范围内。

（2）首次暴露的成员以自愿的形式开始，尽量安排首次暴露时只有一位成员暴露，避免团体力量的分散。

（3）如有团体成员都退缩的情况（治疗信心不

足）、对治疗有顾忌,治疗师需要做好解释工作,但避免保证！因为"不断向治疗师寻求保证"也是强迫症患者典型的行为方式。鼓励团体成员在遇到困难时,学会表达,更重要的是面向团体表达而不是询问治疗师。

（4）关于 SUDs 焦虑曲线下降过程中,可能出现的短暂上升的原因,需要展开讨论。

（5）除了成员汇报的 SUDs 分数,治疗师也要留意成员的面部表情、身体姿势和动作、有无出汗/手抖等,因为身体语言也可以告诉治疗师很多信息,包括焦虑程度。

（6）暴露结束的指标。以下三个指标中满足一个即可算是暴露结束：① SUDs ≤ 30 分；②SUDs 为峰值的一半；③来访者自我感觉不再焦虑。

等级暴露治疗记录单

成员_____暴露内容_____

	SUDs	对目前状态的评价
开始时		
5 min		
10 min		
15 min		
20 min		
25 min		
30 min		
35 min		
40 min		
45 min		
50 min		
55 min		
60 min		

强迫行为阻止：_____

五、布置家庭作业：ERP 复习，以及在家自我执行 ERP 的练习

- 请在家中练习你在治疗中学习到的 ERP 方法。

- 每天练习的总时间约 1 小时，可以每次练习至少不间断地持续 1 小时，若 SUDs 焦虑分数下降较快，也可以连续做数次（比如 5 次），累计练习时间约 1 小时。

- 请尽可能避开你可能被打扰的时间进行练习，专心致志地投入到练习中，不要同时做其他事情。

- 在做想象暴露时你应当选择一个不会被打扰的环境及时段，闭上眼睛全情投入或连贯地听录音，想象描述的情境及可怕后果，记录治疗开始、结束及高峰时的 SUDs。

家庭作业记录单（真实暴露）

日期/时间＿＿＿＿＿＿＿＿＿＿

练习的场景＿＿＿＿＿＿＿＿＿＿

暴露的内容＿＿＿＿＿＿＿＿＿＿

强迫行为阻止＿＿＿＿＿＿＿＿＿＿

SUDs

开始时＿＿＿＿＿＿

10 min＿＿＿＿＿＿

20 min＿＿＿＿＿＿

30 min＿＿＿＿＿＿

40 min＿＿＿＿＿＿

50 min＿＿＿＿＿＿

60 min＿＿＿＿＿＿

遇到的困难：＿＿＿＿＿＿＿＿＿＿＿＿＿＿＿

家庭作业记录单(想象暴露)

日期_____

暴露内容_____

害怕的后果_____

强迫行为阻止_____

日期 持续时间	SUDs		
	开始时	结束时	高峰

遇到的困难：_____

六、总结与反馈：本次治疗总结，邀请患者反馈并完成治疗报告

治疗报告

(1) 今天你/你们有什么记忆深刻和重要

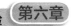

的事？

_____

_____

　　（2）今天的治疗中有什么事让你/你们感到麻烦吗？

_____

_____

　　（3）关于下一次会谈，你想明确什么吗？

_____

_____

第七章

第 4～11 次团体治疗：持续练习

治疗目标

根据各自症状,由治疗师带领,所有成员练习预先设定好的暴露,按照逐级暴露原则,在团体内实行暴露。

治疗设置

时长 120 分钟,人员安排一般一个团体 6～10 名患者、2 名治疗师、1 名观察者。

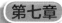

治疗内容

（1）本次治疗日程介绍。

（2）根据会谈连接作业表回顾上一次治疗。

（3）回顾并讨论家庭作业。

（4）继续 ERP 练习。

（5）布置家庭作业：ERP 复习及练习。

（6）总结与反馈：本次治疗总结，邀请患者反馈并完成治疗报告。

材料列表

（1）会谈连接作业表。

（2）团体成员暴露项目清单。

（3）等级暴露治疗记录单。

（4）家庭作业暴露项目清单。

（5）家庭作业记录单（真实暴露和想象暴露）。

（6）治疗报告。

一、本次治疗日程介绍

二、根据会谈连接作业表回顾上一次治疗

本次回顾着重讨论上一次治疗后的困惑。

包括个体层面以及团体层面。回顾内容：包括困惑和（或）误解以及对本次治疗的期待。框架可参考以下会谈连接作业表，治疗师着重填写，并要覆盖每一位团体成员的想法。治疗师只记录，但并不展开讨论，如果需要讨论，则只讨论是否妨碍家庭作业的完成，并逐步将重心移到接下来的家庭作业讨论上。

＊ 会谈连接作业表 ＊

（1）上次会谈团体主要讨论了哪些重要的问题？你/你们从中学到了什么？（1～3句话）

_____

（2）上次会谈有什么事使你们烦恼吗？

_____

_____

（3）你/你们的这一周的情况如何？（1～3句话）

_____

_____

（4）你/你们想要将什么问题列入日程？（1～3句话）

_____

_____

（5）你/你们有没做什么家庭作业？你/你们学到了什么？

_____

_____

_____

三、着重讨论并回顾家庭作业

鼓励团体成员在遇到困难时,多向团体表达,如将在家庭作业中遇到的困难带来团体中,向团体其他成员分享,寻求他人帮助。

四、在上一次治疗的基础之上,预留足够时间(至少1 h),进入 ERP 练习

如治疗过程中暴露项目有变化,可以动态更新团体成员暴露项目清单。在治疗师指导下,尽量在每次团体治疗时让所有成员都能进行 ERP 练习。可以采用分小组方式,比如 ERP 练习相似的成员分在 1 个小组,整个团体分成 2 个小组,1

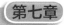

个治疗师带领 1 个小组进行小组内 ERP 练习。在这过程中体现了治疗师和团体成员的创造力，需充分发挥成员之间的相互支持，而不仅仅是停留在治疗师和成员之间的治疗关系。

团体成员暴露项目清单

暴露项目 （如触摸治疗室的门把手而不洗手， 包括真实与想象暴露）		SUDs	在第几次治疗中执行该暴露
1	接触治疗室的门把手而不洗手	40	3
	接触治疗室的桌腿而不洗手	60	5
	接触治疗室的地面而不洗手	80	8
2		40	
		60	
		80	
3		40	
		60	
		80	
4		40	
		60	
		80	

（续表）

暴露项目 （如触摸治疗室的门把手而不洗手，包括真实与想象暴露）		SUDs	在第几次治疗中执行该暴露
5		40	
		60	
		80	
6		40	
		60	
		80	
7		40	
		60	
		80	
8		40	
		60	
		80	
9		40	
		60	
		80	
10		40	
		60	
		80	

等级暴露治疗记录单

成员＿＿＿＿暴露内容＿＿＿＿＿＿＿＿＿＿＿＿＿

	SUDs	对目前状态的评价
开始时		
5 min		
10 min		
15 min		
20 min		
25 min		
30 min		
35 min		
40 min		
45 min		
50 min		
55 min		
60 min		

强迫行为阻止：＿＿＿＿＿＿＿＿＿＿＿＿＿＿＿＿＿＿

注：可以根据团体成员人数以及暴露练习人数，增加等级暴露治疗记录单。

五、布置家庭作业：ERP 复习，以及在家自我执行 ERP 的练习

• 如治疗过程中暴露项目有变化，可以动态更新家庭作业暴露项目清单。

• 请在家中练习你在治疗中学习到的 ERP 方法。

• 每天练习的总时间约 1 小时，可以每次练习至少不间断地持续 1 小时，若 SUDs 焦虑分数下降较快，也可以连续做数次（比如 5 次），累计练习时间约 1 小时。

• 请尽可能避开你可能被打扰的时间进行练习，专心致志地投入练习中，不要同时做其他事情。

• 在做想象暴露时你应当选择一个不会被打扰的环境及时段，闭上眼睛全神贯注地投入并连

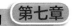

贯地听录音,想象描述的情境及可怕后果,记录治疗开始、结束及高峰时的 SUDs。

家庭作业暴露项目清单

暴露项目 （如触摸治疗师的门把手而不洗手, 包括真实与想象暴露）	SUDs	在第几次 治疗中执 行该暴露

家庭作业记录单(真实暴露)

日期/时间_____

练习的场景_____

暴露的内容_____

强迫行为阻止_____

SUDs

开始时＿＿＿＿＿＿

10 min＿＿＿＿＿＿

20 min＿＿＿＿＿

30 min＿＿＿＿＿＿

40 min＿＿＿＿＿

50 min＿＿＿＿＿＿

60 min＿＿＿＿＿＿

遇到的困难：＿＿＿＿＿＿＿＿＿＿＿＿＿＿＿＿＿＿＿

家庭作业记录单(想象暴露)

日期＿＿＿＿＿＿

暴露内容＿＿＿＿＿＿＿＿＿＿＿＿＿＿＿＿＿＿＿＿

害怕的后果＿＿＿＿＿＿＿＿＿＿＿＿＿＿＿＿＿＿

强迫行为阻止＿＿＿＿＿＿＿＿＿＿＿＿＿＿＿＿＿

日期 持续时间	SUDs		
	开始时	结束时	高峰

遇到的困难：_____

六、总结与反馈：本次治疗总结，邀请患者反馈并完成治疗报告

治疗报告

（1）今天你/你们有什么记忆深刻和重要的事？

_____

_____

（2）今天的治疗中有什么事让你/你们感到麻烦吗？

_____

_____

（3）关于下一次会谈，你想明确什么吗？

_____

_____

第八章

第 12 次团体治疗： 团体结束

治疗目标

（1）再次重申家庭成员参与治疗的重要性。

（2）反馈既往练习成果。

（3）处理分离。

（4）结束后的自我管理、预防复发及资源推荐。

（5）总结与反馈。

治疗设置

时长 120 分钟，人员安排一般一个团体 6～10 名患者、2 名治疗师、1 名观察者。

治疗内容

（1）邀请家属或陪伴者参加。

（2）本次治疗日程介绍。

（3）反馈：对前11次团体治疗的反馈（个体层面、团体层面），内容包括困惑和（或）误解以及对本次治疗的期待。

（4）家庭作业检查，ERP的练习情况。

（5）为治疗即将结束处理分离，鼓励来访者表达治疗结束的感受和想法，并给予支持和指导。

（6）预防复发：健康教育，包括强迫症状的识别，暴露反应预防的原理，如何寻求周围环境的支持和帮助，如何应对治疗结束后症状的变化，推荐有关强迫症的书籍、网站、APP、微信公众号、讲座等资源。

（7）布置家庭作业：ERP练习成为一种习惯。

（8）总结与反馈：治疗总结，邀请患者反馈，向团体告别。

一、邀请家属或陪伴者参加

欢迎家属或陪伴者的到来。团体最好再次重新相互介绍和认识一下，因为间隔 11 次团体治疗，团体对家属熟悉度下降，或者有新加入的家属。

二、本次治疗日程介绍

三、反馈：对前 11 次团体治疗的反馈（个体层面、团体层面），内容包括困惑和（或）误解以及对本次治疗的期待（患者与家庭成员共同参与讨论）

（1）以往 11 次治疗团体主要讨论了哪些重要的问题？你/你们从中学到了什么？（1～3 句话）

（2）治疗过程中有什么事使你们烦恼吗？

（3）你/你们的这一周的情况如何？（1～3句话）

（4）你/你们想要将什么问题列入日程？（1～3句话）

（5）你/你们有没做什么家庭作业？你/你们

学到了什么？

_____

_____

_____

四、家庭作业检查，ERP 的练习情况

鼓励团体成员在遇到困难时，多向团体表达，如将在家庭作业中遇到的困难带来团体中，向团体其他成员分享，寻求他人帮助。

家庭成员对于患者练习情况的分享。

五、为治疗即将结束处理分离，鼓励来访者表达治疗结束的感受和想法，并给予支持和指导

六、预防复发：健康教育，包括强迫症状的识别，ERP 的原理，如何寻求周围环境的支持和帮助，如何应对治疗结束后症状的变化，推荐有关强迫症的书籍、网站、APP、微信公众号、讲座等资源

1. 治疗结束后如何自我管理

（1）ERP 治疗需持之以恒。在治疗之外，你每天需要完成两个小时的家庭作业，练习治疗中学到的东西，或治疗中因为实际限制无法实现的暴露。

（2）日常生活中你需要遵守的规则。治疗结束不意味着你马上进入"正常"生活。例如，如果你是一个有强迫清洗症状的患者，那你可能只有在看到手上有真正的泥土时才去洗手，也就是说，不经过检查就能够看到、感觉到或者闻到手上有

土时才能去洗手。就好比一个要戒酒的人可能会违背社会习俗,甚至在年夜饭时也不能喝酒,其道理是一样的。即便是治疗非常成功的患者,仍然有可能因为一个事件而复发,你每周都需要做自我暴露,同时学习压力管理技术,开发新的活动和兴趣以填补原本用来举行仪式动作的时间,改变日常生活。没有可以选择回到回避或仪式化的"假期",有条件的话可请人监督(可以是你的父母或伴侣)并自我监控(填写自我监控表),如果违反了规则,请在治疗时报告给你的治疗师。

(3)寻求可以支持你的资源,帮助你完成此ERP练习。

(4)学会如何有效、科学地处理压力,这些压力包括来自工作中的或者家庭里的,也包括现实压力以及主观压力。

(5)在治疗前的准备工作以及治疗计划是非常重要的,当你在准备阶段起步时,制定良好的计划有助于治疗的顺利完成,这些计划包括治疗的频度和次数。

(6)对治疗的怀疑态度需要及时识别,对治疗动机的怀疑也是思维化的强迫行为表现。

(7)合并强迫思维,对主要强迫思维进行"聚焦"并且暴露。

(8)及时察觉思维化的强迫行为。

2. 如果怀疑症状有变化,如新的强迫症状出现,或原有强迫症状加重,或负面情绪加重等,我该如何处理

(1)自助:觉察强迫症状,区分强迫思维和行为,利用 ERP 的原理和技术,制定治疗计划,并进行练习。

(2)他助:积极寻求周围环境的支持和帮助,如家人(父母、伴侣、亲戚、朋友、同事、同学、老师等)、精神科医师、心理治疗师、其他社会支持力量等。

3. 根据治疗师观察团体整体和成员的具体情况以及全方面评估结果，制定个性化随访方案，继续巩固和强化每位成员的 ERP 练习

4. 可用的参考资料

关于强迫症认知行为治疗方面的科普书，比如《战胜强迫症：治疗师指南/自助手册》（Edna B. Foa、Michael J. Kozak 著，孙宏伟、侯秀梅译，中国人民大学出版社出版）。

七、布置家庭作业：ERP 练习成为一种习惯

复习，自我管理，不断练习 ERP，使之成为一种习惯。

八、总结与反馈：治疗总结，邀请患者反馈，向团体告别

第九章

两个案例

一、真实暴露

案例一：王女士，27岁，公司职员，因反复担心出门后自己身上会沾染不干净的东西而得病，出现反复洗手、清洁等行为6年余而参加团体。初始Y-BOCS评分为28分。

通过第一次团体治疗，王女士将自己的症状监测如下表所示：

强迫症状清单

日期和时间段	情境	强迫思维	情绪体验及躯体感受（SUDs）	强迫行为
2019 年 3 月 8 日上午 7 点 ～ 8 点	我出门上班坐地铁	我害怕在地铁上碰到把手和其他人，把手上有细菌，碰到会生病	害怕SUDs＝50	① 人多就不上地铁； ② 尽量不碰地铁上的任何东西； ③ 戴手套； ④ 坐完地铁反复洗手； ⑤ 在地铁上时刻注意来往的人群； ⑥ 反复回忆坐地铁的场景； ⑦ 安慰自己没事的
2019 年 3 月 8 日中午 11 点 ～ 11 点 30 分和下午 3 点 ～ 3 点 30 分	我去办公楼洗手间	我担心办公楼洗手间不干净，我会沾染细菌而得病	担心，害怕SUDs＝60	① 在办公室减少喝水，尽量不上厕所； ② 开厕所门时尽量不用手，用脚去踢开； ③ 用消毒湿巾包裹着厕所门把手； ④ 上厕所前先冲 12 次，上完厕所继续冲 12 次马桶； ⑤ 上完厕所洗手至少 10 分钟

（续表）

日期和时间段	情境	强迫思维	情绪体验及躯体感受（SUDs）	强迫行为
2019年3月8日下午5点30分～晚上7点30分	我下班回到家	我担心身上的东西会污染家里	害怕,焦虑,担心SUDs=60	① 尽量不把办公室的东西带回家; ② 回家后把脏衣服和包放在进门处; ③ 消毒手机、钥匙等; ④ 洗澡一小时以上; ⑤ 把家里彻底打扫消毒; ⑥ 尽量待在家里的一个地方,减少在家里走动; ⑦ 在外面用过的东西,包括手机等坚决不带进卧室; ⑧ 如果洗得不干净,就把那些东西都扔掉
2019年3月8日晚上8点～2019年3月10日	我不小心把单位用过的东西带进了家里的客厅	我的家被污染了	恐慌,烦躁SUDs=80	① 花两三个小时彻底消毒打扫卫生; ② 把被污染的东西全部扔掉,包括沙发套等; ③ 向公司请假,把自己封闭在家里至少三天,这三天尽量减少做其他事情; ④ 连吃三天素菜,排出体内浊气

在第二次治疗的时候,王女士根据自己的症状,列出了暴露清单。

团体成员暴露项目清单

	暴露项目	SUDs	在第几次治疗中执行该暴露
王女士	接触治疗室的门把手而不做强迫行为	45	3,4
	回家之后不用酒精消毒手机	50	4
	接触治疗室的桌子腿而不做强迫行为	55	4,5
	站在治疗室的垃圾桶旁边而不做强迫行为	60	6
	接触办公室门把手而不做强迫行为	60	6
	去医院洗手间上厕所而不做强迫行为	60	7
	触碰治疗室的垃圾桶而不做强迫行为	60	8,9
	回家后不打扫卫生、彻底消毒	80	10,11
	回家后不换衣服直接坐在沙发上	80	11
	回家后把包放在卧室而不做强迫行为	100	12

在第3~11次治疗过程中,王女士根据自己的暴露清单及实际情况,进行了大量的暴露练习

及家庭作业。下面我们分别列举一次具有代表性的练习及家庭作业。

团体内练习：

在正式练习前，治疗师与王女士讨论内容如下。

治疗师：今天你打算做什么练习？

王女士：我打算尝试摸一下治疗室的门把手。

治疗师：在这其中你有什么强迫行为呢？

王女士：嗯……我平时一般都用餐巾纸包裹着门把手，或者直接用脚开关门，而且我最多用大拇指和食指接触，开完门之后我通常都要去洗10分钟的手。

治疗师：好的。那我们今天练习就需要你用整个手去接触门把手，而不去做你刚才提到的任何强迫行为。你觉得如果这样的话，你的SUDs最高峰大概多少？

王女士：我觉得可能在 40～50 吧。

治疗师：好的，那你准备好了吗？

王女士：恩，我尽量做到。

治疗师：在整个过程中，我会跟你一起，每 5 分钟记录一下你的 SUDs。有任何的不舒服或者想法，或者 SUDs 峰值达到或超过 60 分，记得随时告诉我。我们开始吧。

王女士的等级暴露治疗记录单如下：

等级暴露治疗记录单

成员　<u>王女士</u>　暴露内容　<u>接触治疗室的门把手，不做强迫行为（包括回避、洗手等）</u>

	SUDs	对目前状态的评价
开始时	30	王女士下定决心握住了门把手
5 min	40	王女士：我觉得有点想放手，不想继续了。治疗师：支持鼓励继续
10 min	45	治疗师感觉到王女士有明显的紧张，手臂面部表情僵硬
15 min	45	王女士持续表现出紧张、僵硬
20 min	40	治疗师感觉王女士稍微开始放松
25 min	40	王女士面部表情和手臂进一步放松
30 min	35	王女士表示基本不再感觉到焦虑
35 min	30	治疗结束
40 min	25	在治疗结束后的 5 分钟，王女士表示自己的 SUDs 进一步降低

下面是在此次练习后讨论。

治疗师：你有什么感觉？

王女士：我很开心！好像也不是很难。

治疗师：我注意到过程当中，你有很长一段时间 SUDs 没下来，过程当中你体验到了什么？

王女士：我其实很想放弃。但是因为你在旁边，我不太好意思。好在坚持过来了。

治疗师：这是一次很不错的体验。在今天治疗结束后，直到晚饭前，你都不能去洗手。你可以做到吗？

王女士：好的。

治疗师：关于此次练习，你还有什么疑问吗？

王女士：我是不是只要练习这一次就可以了？

治疗师：练习需要坚持。直到你对这个练习不再困扰，我们可以考虑进入下一个练习。记住，练习得越频繁，治疗效果越好。

家庭作业：

家庭作业记录单(真实暴露)

日期/时间 <u>2020 年 3 月 1 日</u>

练习的场景 <u>办公室</u>

暴露的内容 <u>触摸办公室门把手,不做强迫</u>

<u>行为</u>

强迫行为阻止 <u>回避、洗手等强迫行为阻止</u>

SUDs

开始时 <u>30</u>

10 min <u>45</u>

20 min <u>55</u>

30 min <u>50</u>

40 min <u>40</u>

50 min <u>40</u>

60 min <u>35</u>

遇到的困难：<u>①治疗师不在场的情况,仿佛难</u>

<u>度增加了;②练习到后面 SUDs 一直降不下来。</u>

针对王女士遇到的问题,治疗师解答如下:

(1)是因为情境的改变导致的,情境不同,暴露难度不同。

(2)治疗师:当 SUDs 无法下降时,请检查一下是不是有强迫行为还在发生,所以导致 SUDs 一直居高不下。

王女士思索了一会,反馈:我好像一直在告诉自己没事的,应该是进行了思维化的强迫行为。

经过 12 次治疗,王女士 Y-BOCS 评分下降到了 13 分,减分率为 53.6%,治疗有效。

二、想象暴露

案例二:张先生,45 岁,公司出纳,因反复担心会因为自己的失误导致不可估计的损失和严重后果 4 年余而参加团体。初始 Y-BOCS 评分为 18 分。

通过第一次团体治疗,张先生将自己的症状监测如下表所示:

强迫症状清单

日期和时间段	情境	强迫思维	情绪体验及躯体感受(SUDs)	强迫行为
2018 年10 月 9日 上午9 点～10 点	看到或听到灾难、失误等字眼	害怕因为自己不小心说出这样的词语,真的会发生灾难	害怕SUDs＝50	① 尽量回避说类似字眼;② 回避说"zai""nan""shi""wu"等同拼音的词语,用其他字代替;③ 如果不小心说了类似的字眼,则在内心完成一连串祷告仪式
2018 年10 月 9日 中午12 点～下午 1点	在手机上看到灾难的新闻(如地震、火灾等)	担心因为自己看了新闻,类似的灾难也会发生在自己身上	害怕SUDs＝60	① 立马关闭视频;② 内心完成祷告仪式;③ 让自己的妻子和女儿一起跟自己祷告;④ 用酒精彻底给自己的手机消毒

（续表）

日期和时间段	情境	强迫思维	情绪体验及躯体感受（SUDs）	强迫行为
2018 年 10 月 9 日下午 4 点～5 点	在工作中进行财务相关报表填写	担心因自己的失误导致公司蒙受巨大损失，最后公司倒闭，自己也失去了工作，家人和自己一起过上了艰苦的生活	害怕，焦虑，担心 SUDs＝70	① 反复检查表格中的数字； ② 一字一句读过去，如果漏读一个数字则要从头开始； ③ 内心祷告； ④ 拖延； ⑤ 尽量把相关工作交给其他同事

在第二次治疗的时候，张先生根据自己的症状，同治疗师一起列出了暴露清单。

团体成员暴露项目清单

	暴露项目	SUDs	在第几次治疗中执行该暴露
张先生	分别书写"zai""nan"的拼音而不做强迫行为	40	3
	读、写"灾"字或"难"字而不做强迫行为	45	4
	听、读、写"灾难"一词而不做强迫行为	50	5,6
	看一些相关的新闻报道而不做强迫行为	60	6,7,8
	看一些灾难相关影视作品而不做强迫行为	70	8
	想象因为自己的失误发生了严重的后果	80	9,10
	填写一份不太重要的报表而不做强迫行为	80	10,11
	填写日常报表而不做强迫行为	100	12

在第3～11次治疗过程中,张先生根据自己

的暴露清单及实际情况，进行了大量的暴露练习及家庭作业。下面我们分别列举一次具有代表性的练习及家庭作业。

团体内练习：

在正式练习前，治疗师与张先生讨论内容如下。

治疗师：今天你打算做什么练习？

张先生：我打算去想象因为我的工作失误，导致了严重的后果。

治疗师：为了避免过程当中出现思维化的强迫行为，把你的想象内容写出来可以吗？

张先生：好的。

治疗师：在整个过程中我们要反复地写或者读出你的强迫思维，直到练习结束。

张先生的等级暴露治疗记录单如下：

等级暴露治疗记录单

成员 <u>张先生</u> 暴露内容 <u>想象因为工作失</u>

<u>误，导致了严重的后果。</u>

	SUDs	对目前状态的评价
开始时	30	
5 min	40	张先生边写边读：我来到办公室，打开了电子报表，因为不小心写错了一个数字递交上去了，结果公司蒙受了巨大的损失。老板把我叫过去，批评了我一顿，并让我辞职。我失业了，业内口碑也很差，因此一直找不到工作
10 min	50	
15 min	55	继续进行想象暴露，张先生一度停止书写和朗读。治疗师鼓励张先生继续
20 min	45	
25 min	50	张先生询问治疗师：我写的这个都是假的吧？ 治疗师：这是你的强迫行为吗？ 张先生思考了片刻：好像是的
30 min	50	
35 min	45	
40 min	40	治疗师观察到，张先生再次开始放松
45 min	35	
50 min	30	练习结束

强迫行为阻止　祷告、回避和反复检查等强迫行为阻止

下面是在此次练习后的讨论。

治疗师：我观察到你在过程当中很长一段时间 SUDs 都很高，而且在下去之后又上来了，当中发生了什么？

张先生：我发现在那个时候我在做强迫行为，告诉自己这只是个练习，现实中并没有发生。而且我也觉得那个时候 SUDs 有点高，暂停了继续读写，开始想很多补救措施。

治疗师：很好，你察觉到了自己的强迫行为。看起来这个难度比你想象的还是有点高。下次我们少想象一点。比如想到"我来到办公室，打开了电子报表，结果不小心写错了一个数字递交上去了，被领导批评"就结束，以此来降低我们的练习难度。

家庭作业：

家庭作业记录单(想象暴露)

日期　2019 年 10 月 28 日

暴露内容　想象"我来到办公室,打开了电子报表,结果不小心写错了一个数字递交上去了"

害怕的后果　被领导批评

强迫行为阻止　反复检查等强迫行为阻止

日期 持续时间	SUDs			日期 持续时间	SUDs		
	开始时	结束时	高峰		开始时	结束时	高峰
30 min	35	30	55				
25 min	30	30	50				
20 min	30	30	40				

遇到的困难：无

经过 12 次治疗,张先生 Y-BOCS 评分下降到了 12 分,减分率为 33.3%,治疗有效。

第十章

强迫症心理治疗的未来发展方向

在目前的《强迫症结构化认知行为治疗手册》基础上，本团队仍在不断探索，发展强迫症新一代认知行为治疗方式。主要有两个较为成熟的探索方向，一是纳入东方文化的多元化因素，二是增加普及性。

正念来自于东方文化，目前接受最为广泛的具体定义是由 Kabat-Zinn 提出的"一种带着意识的、不加评判地将注意力集中于此时此地的方法"。在心理治疗过程中，治疗师也会体验到东西方文化的一些差异，比如在东方文化里，人们有时直接表达情感会感到有些困难，而更习惯于表达身体上的痛苦和不愉快的体验。2016年,在上海市科学技术委员会"科技创新行动计划"医学和农业领域科技支撑项目(No. 15411950203)的支持下,上海市精神卫生中心强迫症正念认知疗法(MBCT)课题组(负责人:张海音、范青)引进了意大利正念中心主席 Fabrizio Didonna 教授的 MBCT 方案,并研究探讨了适用于中国强迫症人群临床推广的强迫症 MBCT 方案。该方案的大纲和主要内容来自 Fabrizio Didonna 教授所著的《Mindfulness-Based Cognitive Therapy for OCD:A Treatment Manual》,方案中所用练习录音可在喜马拉雅平台中找到,搜索"强迫症正念认知疗法"专辑即可(链接:https://www. ximalaya. com/jiankang/16228295/)。随机对照研究(RCT)结果表明,10 周干预后常规药物治疗、MBCT 和心理教育干预对未用药轻中度强迫症患者的强迫症状、焦虑水平与抑郁水平的改善都具有疗效,常规药物治疗与MBCT均优于心理教育干预。

ICBT是将互联网与认知行为治疗相融合，通过线上的方式来让患者进行不同的治疗模块，形式包括文字、音频、视频等，心理治疗师也通过线上形式参与到治疗中。ICBT最大的优势是方便和省时，可以弥补传统CBT的局限性，此外还能解决目前较为严重的医疗资源区域分布不均的问题，为更多无法获得治疗的患者提供帮助。除了第一章提到一些研究证实ICBT显著地较支持性疗法或放松控制策略更为有效，目前仍缺少与GCBT对照的ICBT治疗强迫症的疗效和卫生经济学研究。本团队在上海市卫生健康委员会面上项目（No. 201740086）（负责人：范青）的支持下，开展强迫症ICBT的疗效和卫生经济学研究。ICBT平台是设立在中国认知行为治疗网站下的二级站点。该研究纳入愿意参加研究并符合入组标准的99名强迫症患者，随机分组分为ICBT合

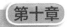

并药物治疗组（ICBT 组）、GCBT 合并药物治疗组（GCBT 组）和常规药物治疗组（TAU 组）。在基线、干预中（3 周）、干预后（6 周）、1 个月和 3 个月随访时测量强迫水平、抑郁焦虑水平、生活质量水平和治疗成本。初步结果发现，ICBT、GCBT 与常规药物治疗均对强迫症患者有显著的治疗效果，且在药物治疗基础上合并 ICBT 或 GCBT 比仅进行药物治疗对强迫症状有更显著的改善，同时，ICBT 是一种成本更低、更具成本-效果绩效的治疗方式。

无论是强迫症 MBCT 还是 ICBT 的研究，后续仍需多中心 RCT 研究和随访研究进一步验证。

［1］ Yalom ID，Leszcz M. 团体心理治疗——理论与实践
　　 ［M］. 5 版. 李敏，李鸣，译. 北京：中国轻工业出版
　　 社，2010.

［2］ Tian Po Oei. 抑郁的团体认知行为治疗［M］. 4 版. 张
　　 宁，王纯，译. 北京：人民卫生出版社，2012.

［3］ Foa EB，Kozak MJ. 战胜强迫症：治疗师指南/自助手
　　 册［M］. 孙宏伟，侯秀梅，译. 北京：中国人民大学出版
　　 社，2009.

［4］ Beck JS. 认知疗法基础与应用［M］. 2 版. 张怡，孙凌，
　　 王辰怡，译. 北京：中国轻工业出版社，2013.

［5］ 司天梅，杨彦春. 中国强迫症防治指南［M］. 北京：中
　　 华医学电子音像出版社，2016.

［6］ Katzman MA，Bleau P，Blier P，et al. Canadian
　　 clinical practice guidelines for the management of
　　 anxiety，posttraumatic stress and obsessive-compulsive
　　 disorders ［J］. BMC Psychiatry，2014，14（Suppl
　　 1）：S1.

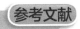

[7] Kessler RC, Berglund P, Demler O, et al. Lifetime prevalence and age-of-onset distributions of DSM-IV disorders in the National Comorbidity Survey Replication [J]. Arch Gen Psychiatry, 2005,62: 593 - 602.

[8] American Psychiatric Association. Diagnostic and Statistical Manual of Mental Disorders (DSM - 5) [M]. Washington, DC: American Psychiatric Association, 2013.

[9] Rosa-Alcazar AI, Sanchez-Meca J, Gomez-Conesa A, et al. Psychological treatment of obsessive-compulsive disorder: a metaanalysis [J]. Clin Psychol Rev, 2008, 28: 1310 - 1325.

[10] Jonsson H, Hougaard E. Group cognitive behavioural therapy for obsessive-compulsive disorder: a systematic review and meta-analysis [J]. Acta Psychiatr Scand, 2009,119: 98 - 106.

[11] Gava I, Barbui C, Aguglia E, et al. Psychological treatments versus treatment as usual for obsessive compulsive disorder (OCD) [J]. Cochrane Database Syst Rev, 2007, CD005333.

[12] Ougrin D. Efficacy of exposure versus cognitive therapy in anxiety disorders: systematic review and meta-analysis [J]. BMC Psychiatry, 2011,11: 200.

[13] Hofmann SG, Smits JA. Cognitive-behavioral therapy for adult anxiety disorders: a meta-analysis of randomized placebo-controlled trials [J]. J Clin Psychiatry, 2008,69: 621 - 632.

[14] Roshanaei-Moghaddam B, Pauly MC, Atkins DC, et al. Relative effects of CBT and pharmacotherapy in depression versus anxiety: is medication somewhat better for depression, and CBT somewhat better for anxiety [J]. Depress Anxiety, 2011,28: 560 – 567.

[15] American Psychiatric Association. Diagnostic and Statistical Manual of Mental Disorders, text revision (DSM-IV-TR) [M]. Washington, DC: American Psychiatric Association, 2000.

[16] Ruscio AM, Stein DJ, Chiu WT, et al. The epidemiology of obsessive compulsive disorder in the National Comorbidity Survey Replication [J]. Mol Psychiatry, 2010,15: 53 – 63.

[17] Adam Y, Meinlschmidt G, Gloster AT, et al. Obsessive-compulsive disorder in the community: 12-month prevalence, comorbidity and impairment [J]. Soc Psychiatry Psychiatr Epidemiol, 2012, 47: 339 – 349.

[18] Rosario-Campos MC, Leckman JF, Mercadante MT, et al. Adults with early-onset obsessive compulsive disorder [J]. Am J Psychiatry, 2001, 158: 1899 – 1903.

[19] Veldhuis J, Dieleman JP, Wohlfarth T, et al. Incidence and prevalence of "diagnosed OCD" in a primary care, treatment seeking, population [J]. Int J Psychiatry Clin Pract, 2012,16: 85 – 92.

[20] Torres AR, Prince MJ, Bebbington PE, et al. Ob-

sessive-compulsive disorder: prevalence, comorbidity, impact, and help-seeking in the British National Psychiatric Morbidity Survey of 2000 [J]. Am J Psychiatry, 2006,163: 1978 – 1985.

[21] Hauschildt M, Jelinek L, Randjbar S, et al. Generic and illness-specific quality of life in obsessive-compulsive disorder [J]. Behav Cogn Psychother, 2010,38: 417 – 436.

[22] Eisen JL, Mancebo MA, Pinto A, et al. Impact of obsessive-compulsive disorder on quality of life [J]. Compr Psychiatry, 2006,47: 270 – 275.

[23] Vikas A, Avasthi A, Sharan P: Psychosocial impact of obsessive compulsive disorder on patients and their caregivers: a comparative study with depressive disorder [J]. Int J Soc Psychiatry, 2011,57: 45 – 56.

[24] Rampacher F, Lennertz L, Vogeley A, et al. Evidence for specific cognitive deficits in visual information processing in patients with OCD compared to patients with unipolar depression [J]. Prog Neuropsychopharmacol Biol Psychiatry, 2010,34: 984 – 991.

[25] Aigner M, Sachs G, Bruckmuller E, et al. Cognitive and emotion recognition deficits in obsessive-compulsive disorder [J]. Psychiatry Res, 2007,149: 121 – 128.

[26] Torres AR, Ramos-Cerqueira AT, Ferrao YA, et al. Suicidality in obsessive-compulsive disorder: prevalence and relation to symptom dimensions and comor-

bid conditions [J]. J Clin Psychiatry, 2011,72: 17 –
26, quiz 119 – 120.

[27] Abramowitz JS. Effectiveness of psychological and
pharmacological treatments for obsessive-compulsive
disorder: a quantitative review [J]. J Consult Clin
Psychol, 1997,65: 44 – 52.

[28] Eddy K, Dutra L, Bradley R, et al. A multidimen-
sional meta-analysis of psychotherapy and pharmaco-
therapy for obsessive-compulsive disorder [J]. Clin
Psychol Rev, 2004,24: 1011 – 1030.

[29] Noordik E, van der Klink JJ, Klingen EF, et al.
Exposure-in-vivo containing interventions to improve
work functioning of workers with anxiety disorder: a
systematic review [J]. BMC Public Health, 2010,
10: 598.

[30] Foa E, Liebowitz M, Kozak M, et al. Randomized,
placebo-controlled trial of exposure and ritual preven-
tion, clomipramine, and their combination in the treat-
ment of obsessive-compulsive disorder [J]. Am J Psy-
chiatry, 2005,162: 151 – 161.

[31] Sousa MB, Isolan LR, Oliveira RR, et al. A
randomized clinical trial of cognitive-behavioral group
therapy and sertraline in the treatment of obsessive-
compulsive disorder [J]. J Clin Psychiatry, 2006,67:
1133 – 1139.

[32] Belotto-Silva C, Diniz JB, Malavazzi DM, et al. Group
cognitive-behavioral therapy versus selective serotonin

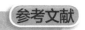

reuptake inhibitors for obsessivecompulsive disorder: a practical clinical trial [J]. J Anxiety Disord, 2012,26: 25 - 31.

[33] Jaurrieta N, Jimenez-Murcia S, Alonso P, et al. Individual versus group cognitive behavioral treatment for obsessive-compulsive disorder: follow up [J]. Psychiatry Clin Neurosci, 2008,62: 697 - 704.

[34] Kozak M, Foa E. Mastery of obsessive-compulsive disorder: A cognitive-behavioral approach [M]. San Antonio, TX: the Psychological Corporation, 1997.

[35] Abramowitz JS, Foa EB, Franklin ME. Exposure and ritual prevention for obsessive-compulsive disorder: effects of intensive versus twice-weekly sessions [J]. J Consult Clin Psychol, 2003,71: 394 - 398.

[36] Twohig MP, Hayes SC, Plumb JC, et al. A randomized clinical trial of acceptance and commitment therapy versus progressive relaxation training for obsessive-compulsive disorder [J]. J Consult Clin Psychol, 2010,78: 705 - 716.

[37] Wilhelm S, Steketee G, Fama JM, et al. Modular cognitive therapy for obsessive-compulsive disorder: a wait-list controlled trial [J]. J Cogn Psychother, 2009,23: 294 - 305.

[38] Freeston MH, Ladouceur R, Gagnon F, et al. Cognitive-behavioral treatment of obsessive thoughts: a controlled study [J]. J Consult Clin Psychol, 1997, 65: 405 - 413.

[39] O'Connor KP, Aardema F, Bouthillier D, et al. Evaluation of an inference-based approach to treating obsessive-compulsive disorder [J]. Cogn Behav Ther, 2005,34: 148-163.

[40] Park HS, Shin YW, Ha TH, et al. Effect of cognitive training focusing on organizational strategies in patients with obsessive-compulsive disorder [J]. Psychiatry Clin Neurosci, 2006,60: 718-726.

[41] Buhlmann U, Deckersbach T, Engelhard I, et al. Cognitive retraining for organizational impairment in obsessive-compulsive disorder [J]. Psychiatry Res, 2006,144: 109-116.

[42] Hanstede M, Gidron Y, Nyklicek I. The effects of a mindfulness intervention on obsessive-compulsive symptoms in a non-clinical student population [J]. J Nerv Ment Dis, 2008,196: 776-779.

[43] Simpson HB, Zuckoff AM, Maher MJ, et al. Challenges using motivational interviewing as an adjunct to exposure therapy for obsessive-compulsive disorder [J]. Behav Res Ther, 2010,48: 941-948.

[44] Meyer E, Souza F, Heldt E, et al. A randomized clinical trial to examine enhancing cognitive-behavioral group therapy for obsessive-compulsive disorder with motivational interviewing and thought mapping [J]. Behav Cogn Psychother, 2010,38: 319-336.

[45] Nazari H, Momeni N, Jariani M, et al. Comparison of eye movement desensitization and reprocessing with

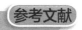

citalopram in treatment of obsessive-compulsive disorder [J]. Int J Psychiatry Clin Pract, 2011,15: 270 – 274.

[46] Tolin DF, Hannan S, Maltby N, et al. A randomized controlled trial of self-directed versus therapist-directed cognitive-behavioral therapy for obsessive-compulsive disorder patients with prior medication trials [J]. Behav Ther, 2007,38: 179 – 191.

[47] Lovell K, Cox D, Haddock G, et al. Telephone administered cognitive behaviour therapy for treatment of obsessive compulsive disorder: randomised controlled non-inferiority trial [J]. BMJ, 2006,333: 883.

[48] Moritz S, Jelinek L, Hauschildt M, et al. How to treat the untreated: effectiveness of a self-help metacognitive training program (myMCT) for obsessive-compulsive disorder [J]. Dialogues Clin Neurosci, 2010,12: 209 – 220.

[49] Moritz S, Jelinek L. Further evidence for the efficacy of association splitting as a self-help technique for reducing obsessive thoughts [J]. Depress Anxiety, 2011,28: 574 – 581.

[50] Andersson E, Enander J, Andrén P, et al. Internet-based cognitive behaviour therapy for obsessive-compulsive disorder: a randomized controlled trial [J]. Psychol Med, 2012,42(10): 2193 – 2203.

[51] Tumur I, Kaltenthaler E, Ferriter M, et al. Computerised cognitive behaviour therapy for obsessive-com-

pulsive disorder: a systematic review [J]. Psychother Psychosom, 2007,76: 196 - 202.

[52] Greist JH, Marks IM, Baer L, et al. Behavior therapy for obsessive-compulsive disorder guided by a computer or by a clinician compared with relaxation as a control [J]. J Clin Psychiatry, 2002,63: 138 - 145.

[53] Kenwright M, Marks I, Graham C, et al. Brief scheduled phone support from a clinician to enhance computer-aided self-help for obsessive-compulsive disorder: randomized controlled trial [J]. J Clin Psychol, 2005, 61: 1499 - 1508.

[54] Lebowitz ER, Panza KE, Su J, et al. Family accommodation in obsessive-compulsive disorder [J]. Expert Rev Neurother, 2012,12: 229 - 238.

[55] van Oppen P, van Balkom AJ, de Haan E, et al. Cognitive therapy and exposure in vivo alone and in combination with fluvoxamine in obsessive-compulsive disorder: a 5-year follow-up [J]. J Clin Psychiatry, 2005,66: 1415 - 1422.

[56] Braga DT, Manfro GG, Niederauer K, et al. Full remission and relapse of obsessive-compulsive symptoms after cognitive-behavioral group therapy: a two-year follow-up [J]. Rev Bras Psiquiatr, 2010,32: 164 - 168.

[57] Whittal ML, Robichaud M, Thordarson DS, et al. Group and individual treatment of obsessive-compulsive disorder using cognitive therapy and exposure

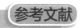

plus response prevention: a 2-year follow-up of two randomized trials [J]. J Consult Clin Psychol, 2008, 76: 1003 – 1014.

[58] Anand N, Sudhir PM, Math SB, et al. Cognitive behavior therapy in medication non-responders with obsessive-compulsive disorder: a prospective 1-year follow-up study [J]. J Anxiety Disord, 2011,25: 939 – 945.

[59] Huang Y, Wang Y, Wang H, et al. Prevalence of mental disorders in China: a cross-sectional epidemiological study [J]. Lancet Psychiatry, 2019, 6 (3): 211 – 224.

[60] Öst LG, Havnen A, Hansen B, et al. Cognitive behavioral treatments of obsessive-compulsive disorder. A systematic review and meta-analysis of studies published 1993 – 2014 [J]. Clin Psychol Rev, 2015,40: 156 – 169.

[61] Pozza A, Dèttore D. Drop-out and efficacy of group versus individual cognitive behavioural therapy: What works best for Obsessive-Compulsive Disorder? A systematic review and meta-analysis of direct comparisons [J]. Psychiatry Res, 2017,258: 24 – 36.

[62] 张飞,王建玉,白艳乐,等.强迫症认知行为团体治疗的疗效及其相关因素的质性探索[J].心理学通讯,2018, 1(1): 26 – 32.

[63] 刘莹,张宗凤,叶惠玲,等.强迫症团体认知行为治疗与药物治疗的随机对照研究[J].中华精神科杂志,2020, 53(2): 129 – 133.

[64] 周雨鑫,高睿,王振,等.网络认知行为疗法治疗强迫症的效果与卫生经济学分析[J].上海交通大学学报(医学版),2019,39(6):622-628.

[65] 张宗凤,范青,肖泽萍.强迫症认知行为治疗的神经影像学研究(综述)[J].中国心理卫生杂志,2018,32(11):959-963.

[66] Goodman WK,Price LH,Rasmussen SA,et al. The Yale-Brown Obsessive Compulsive Scale. II. Validity [J]. Arch Gen Psychiatry, 1989,46(11):1012-1016.

[67] Feinstein SB,Fallon BA,Petkova E,Liebowitz MR. Item-by-item factor analysis of the Yale-Brown Obsessive Compulsive Scale Symptom Checklist[J]. J Neuropsychiatry Clin Neurosci,2003,15(2):187-193.

[68] 张一,孟凡强.修改耶鲁-布朗强迫量表的临床信度和效度研究[J].中国心理卫生杂志,1996,10(5):205-207.

[69] Storch EA,Kaufman DA,Bagner D,et al. Florida Obsessive-Compulsive Inventory:development,reliability,and validity[J]. J Clin Psychol,2007,63(9):851-859.

[70] 闫俊,李凌江,季建林,等.强迫障碍诊疗概要[J].中国心理卫生杂志,2014,28(4):308-320.

[71] Wolpe J. The Practice of Behavior Therapy[M]. New York:Pergamon Press,1969.